어르신 기억력 강화를 위한

색칠공부

꽃과 동물

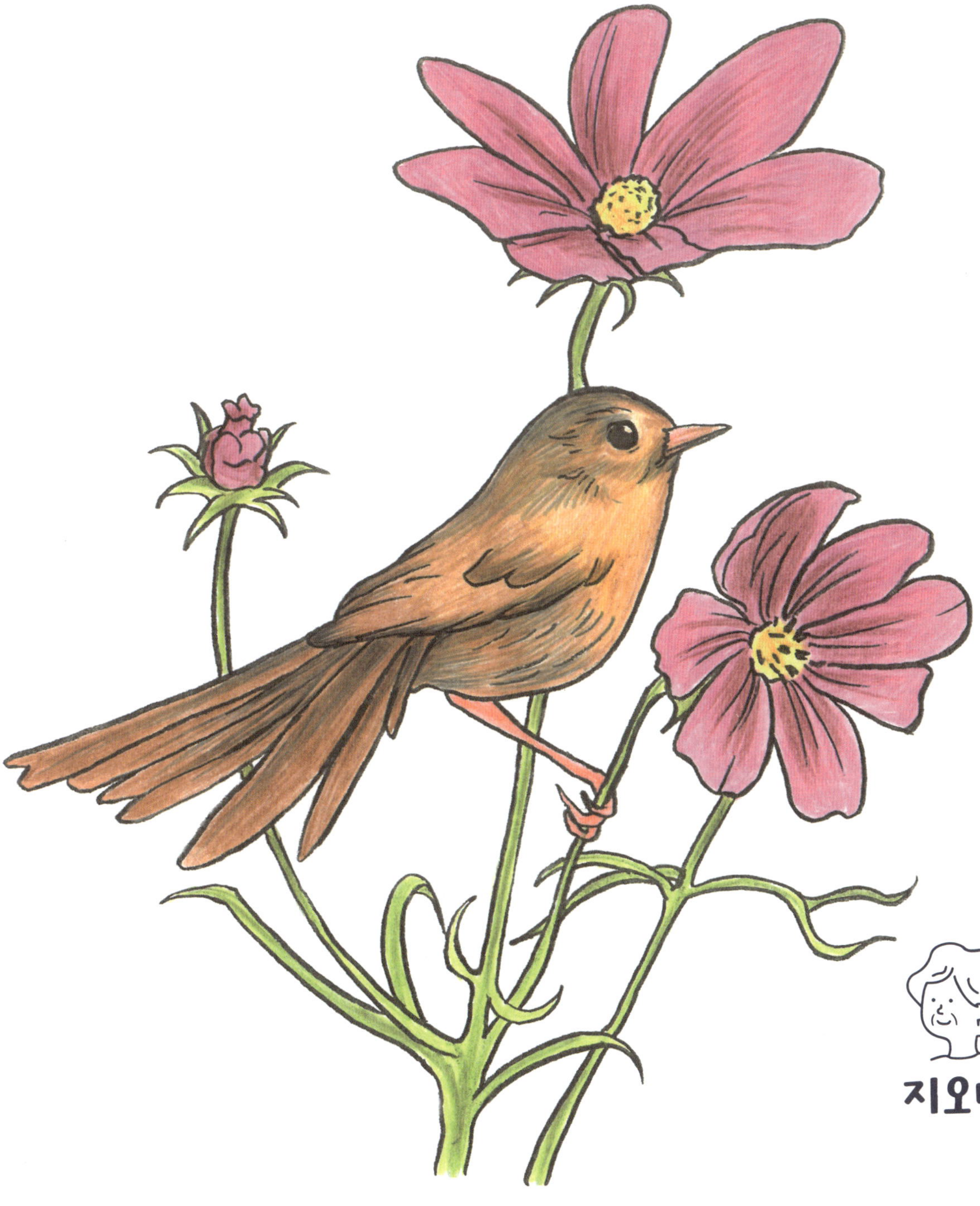

지오마노아

목차

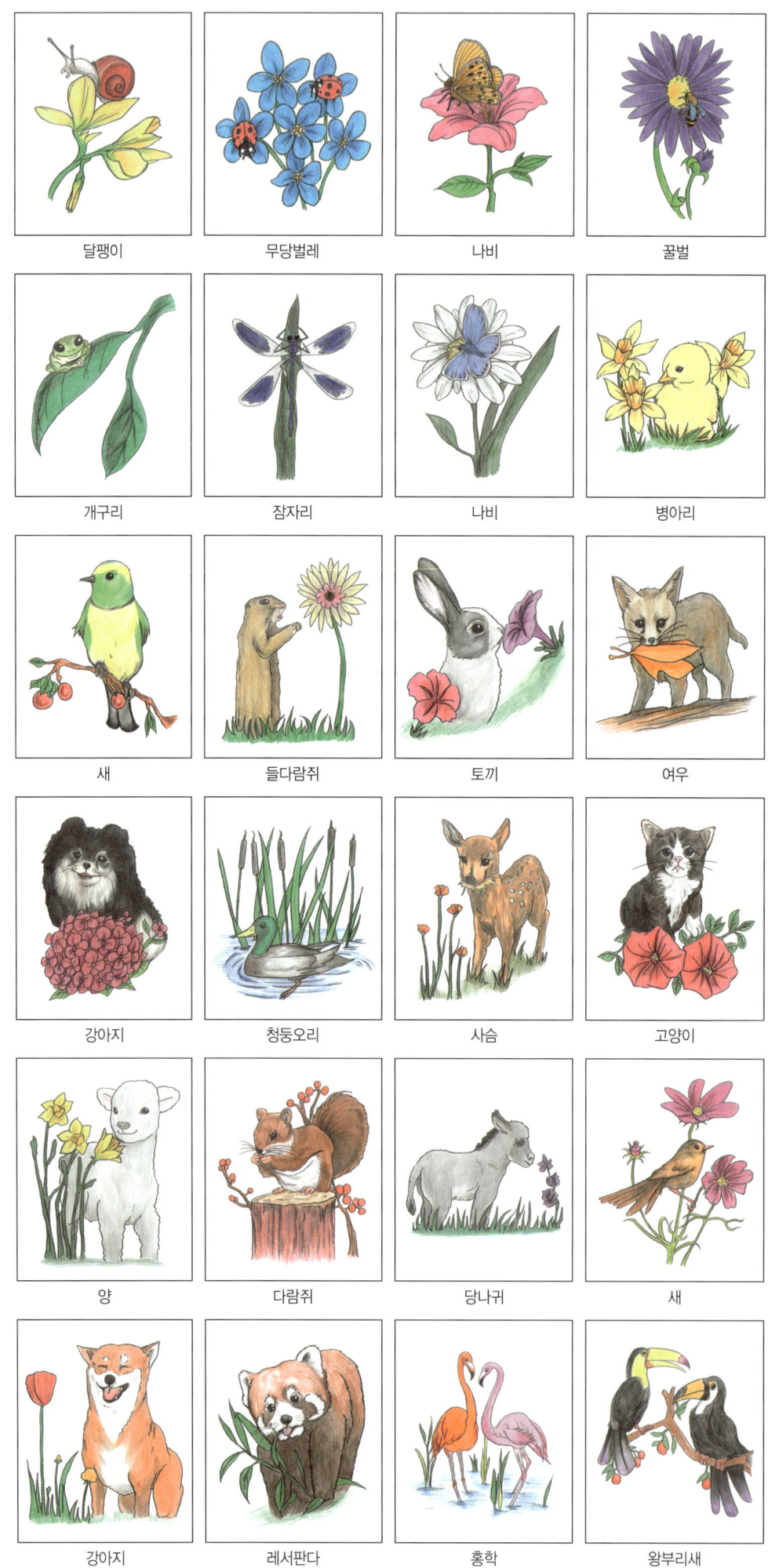

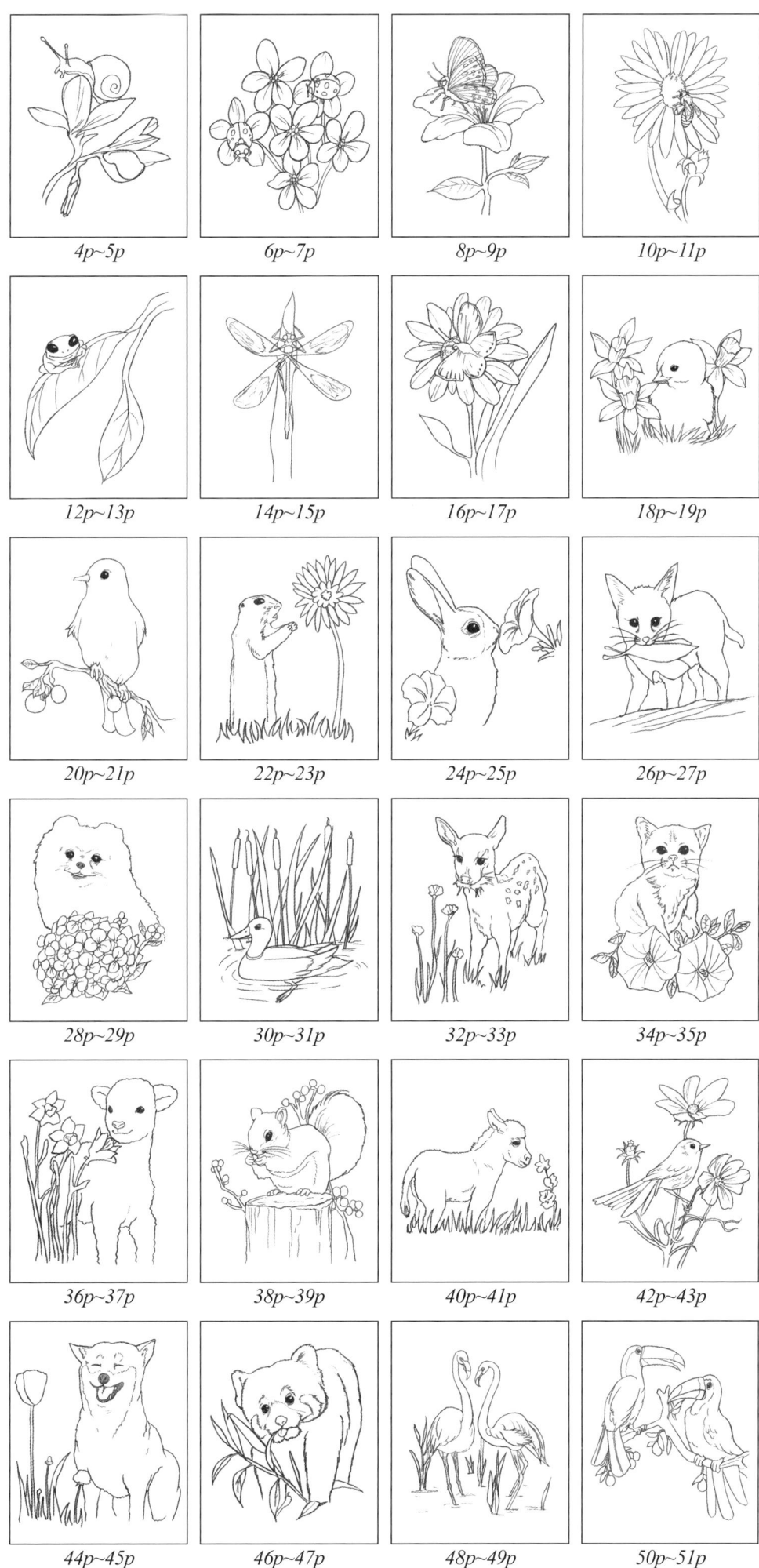

달팽이

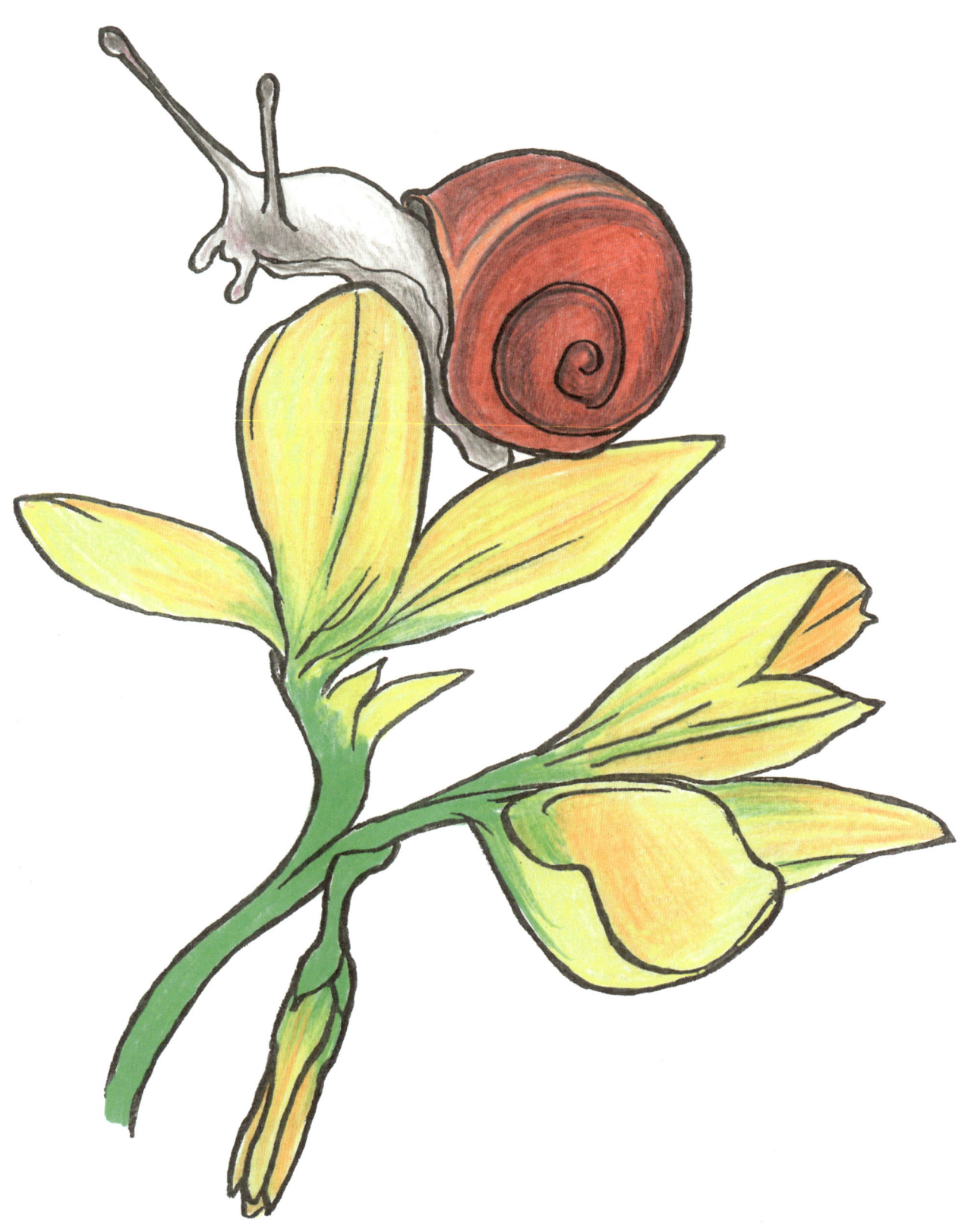

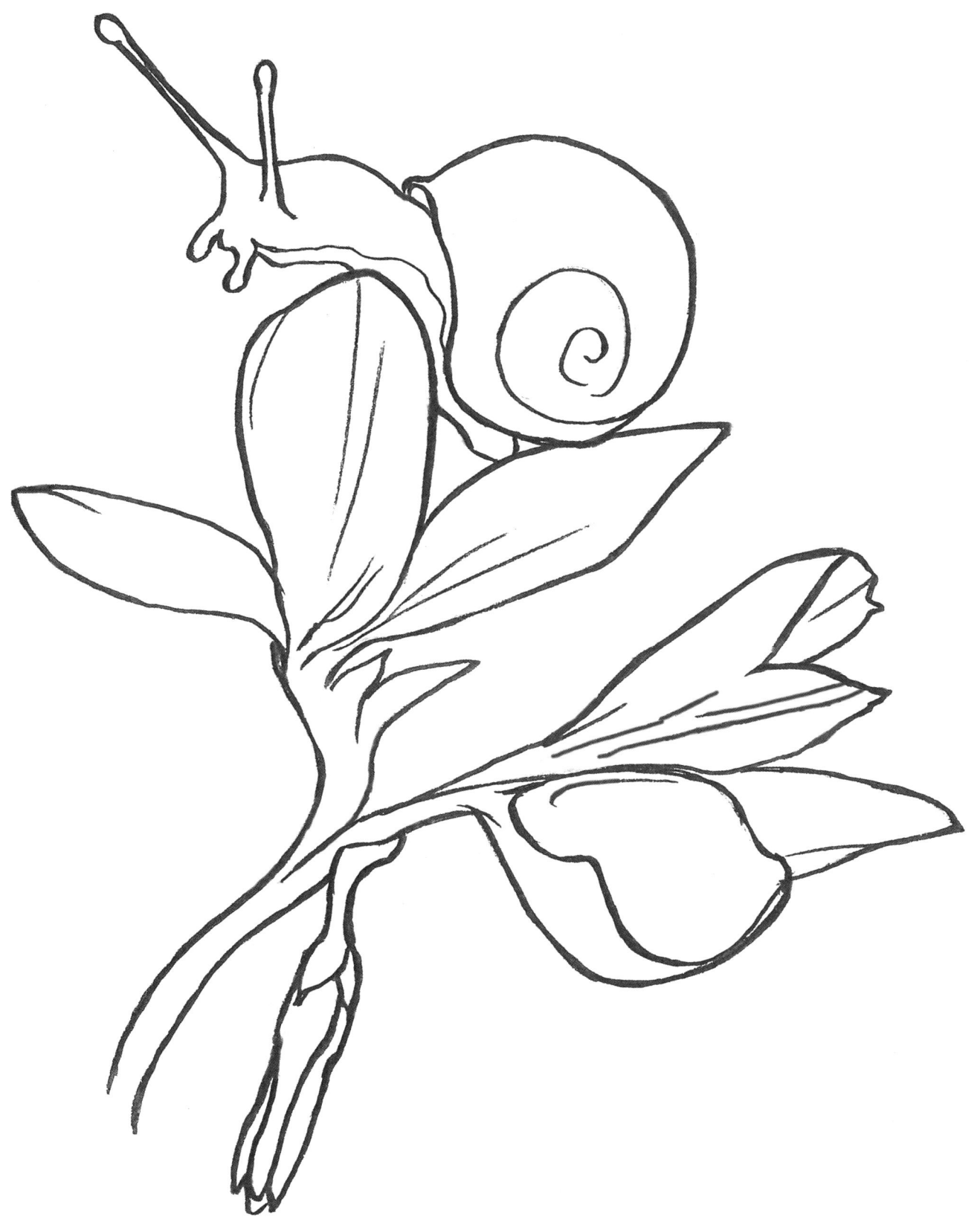

무당벌레

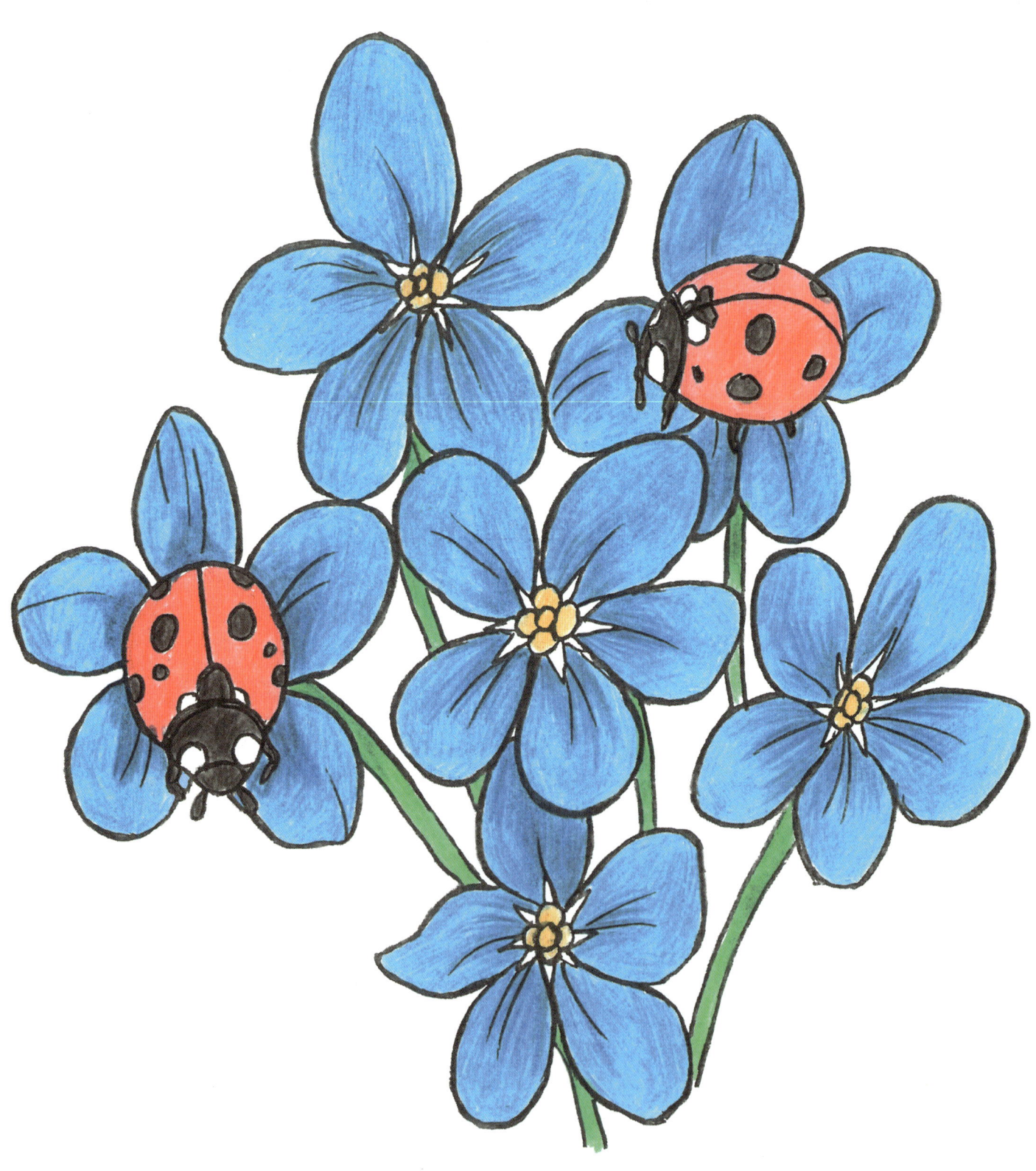

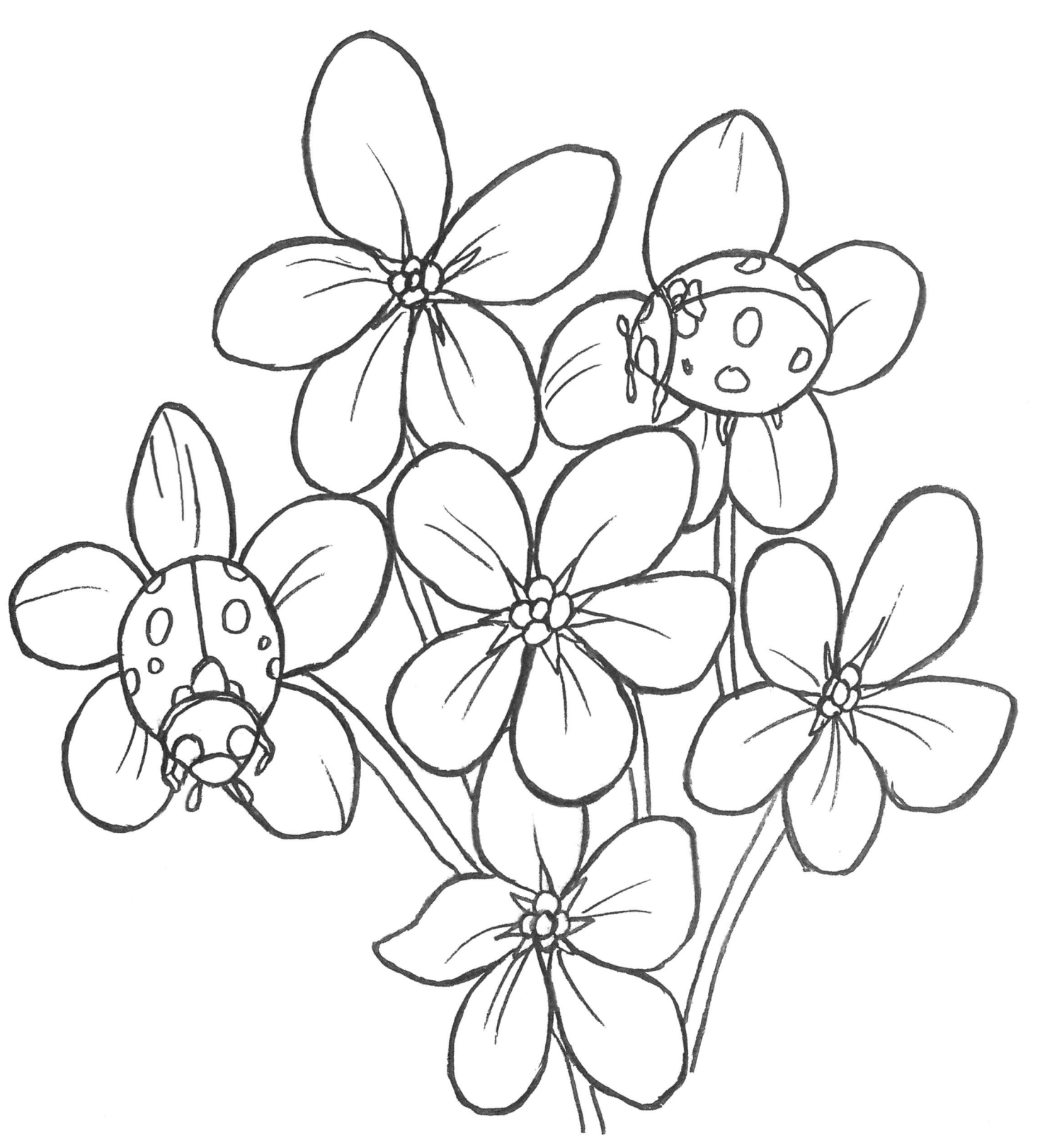

나비

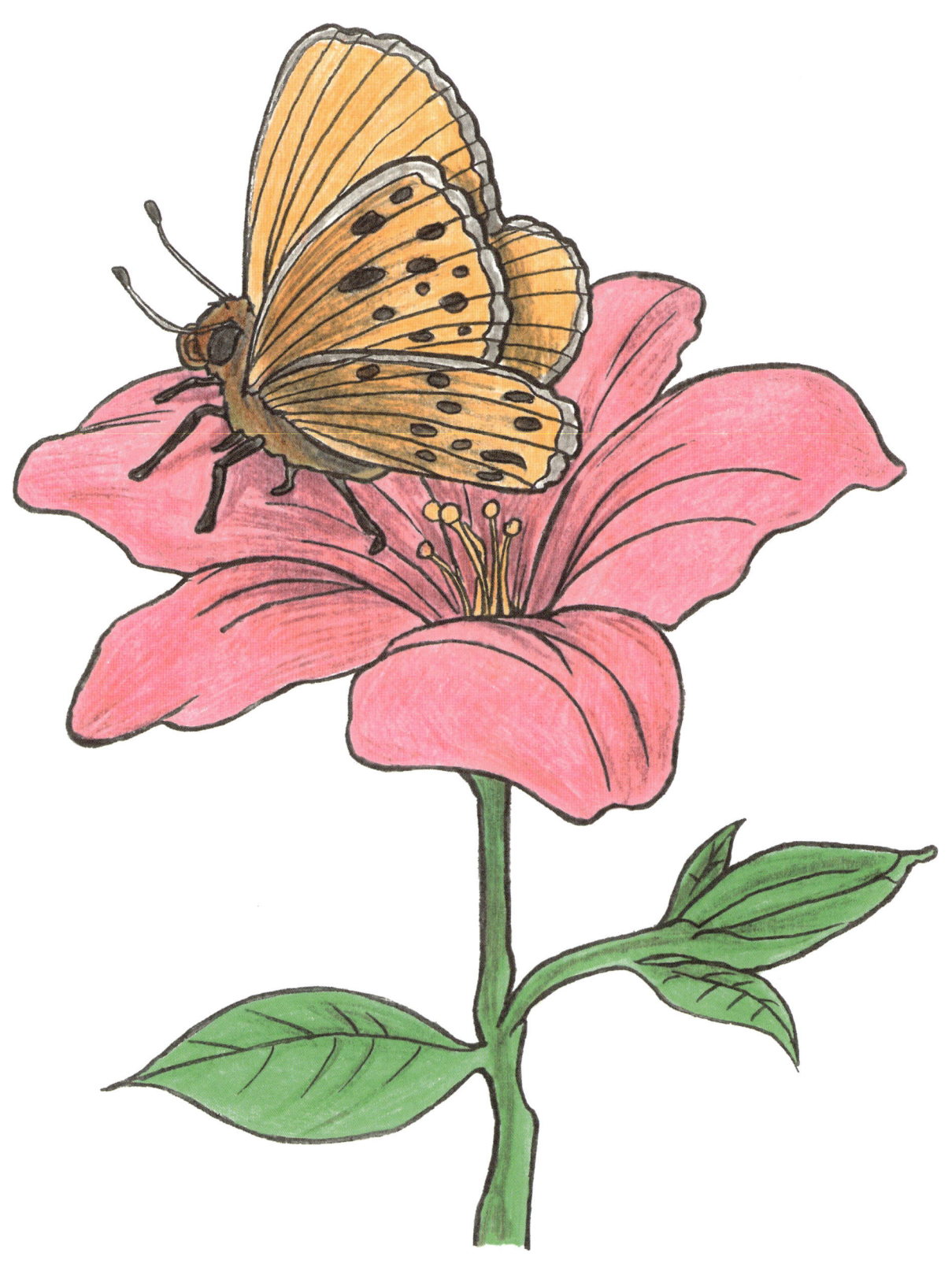

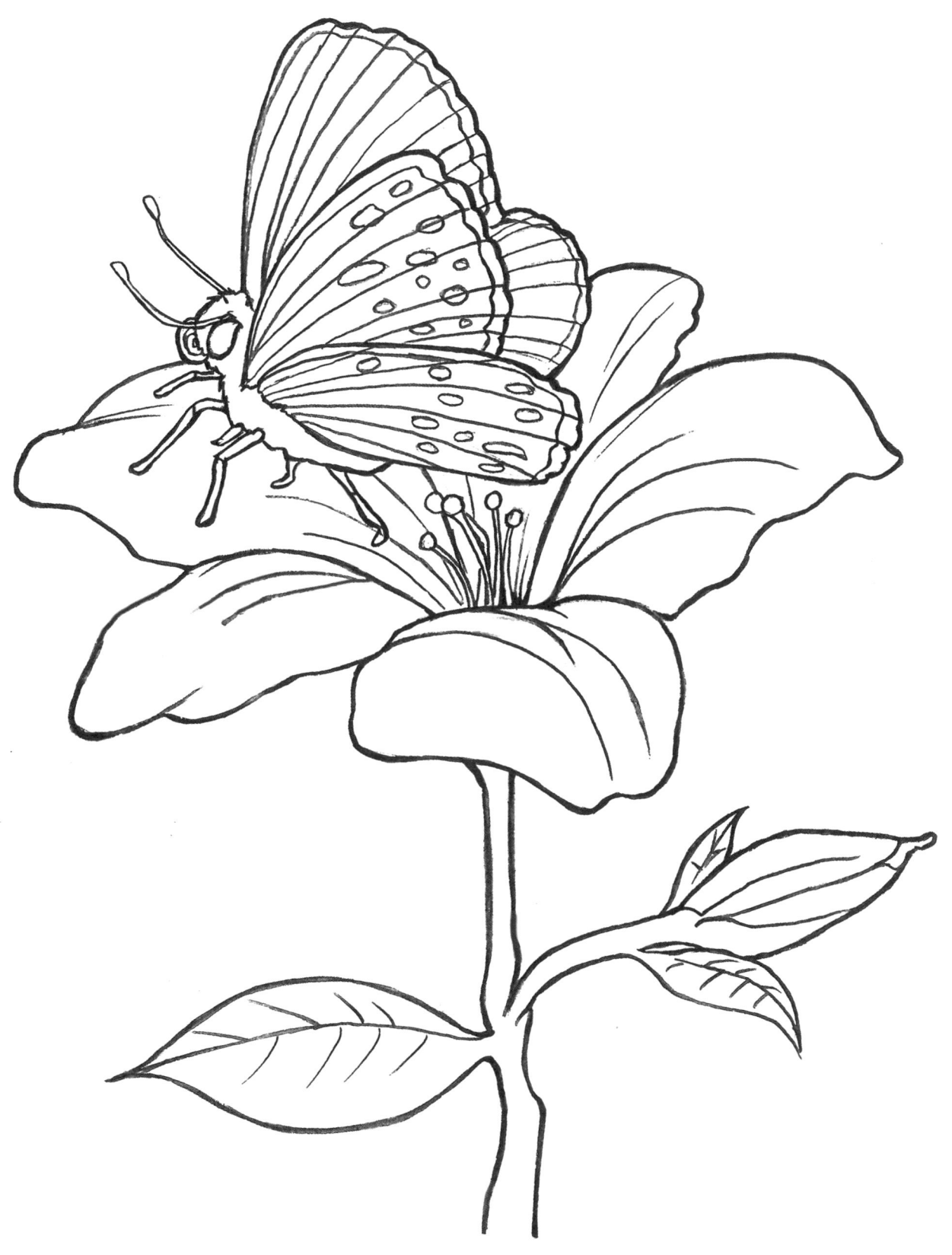

꿀벌

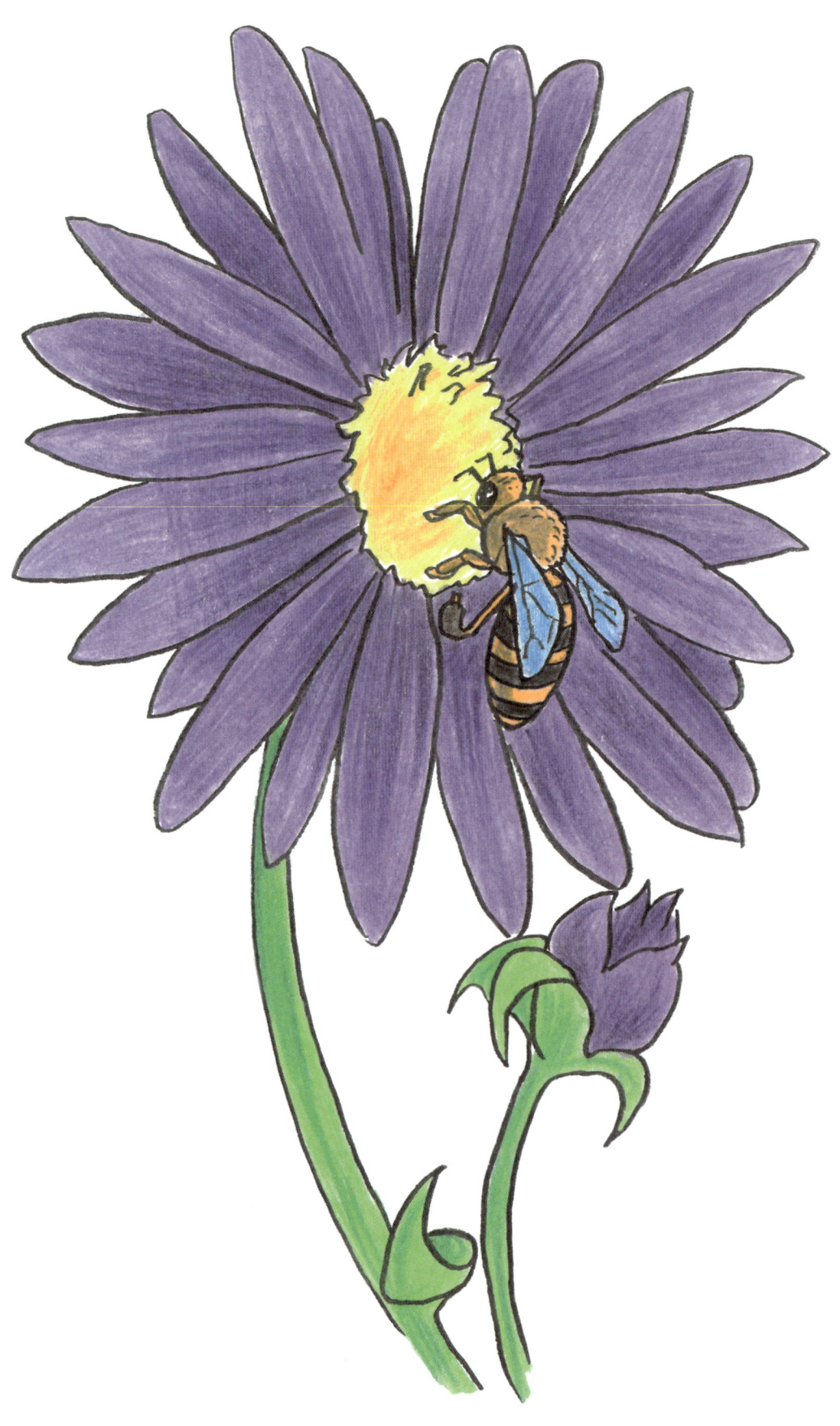

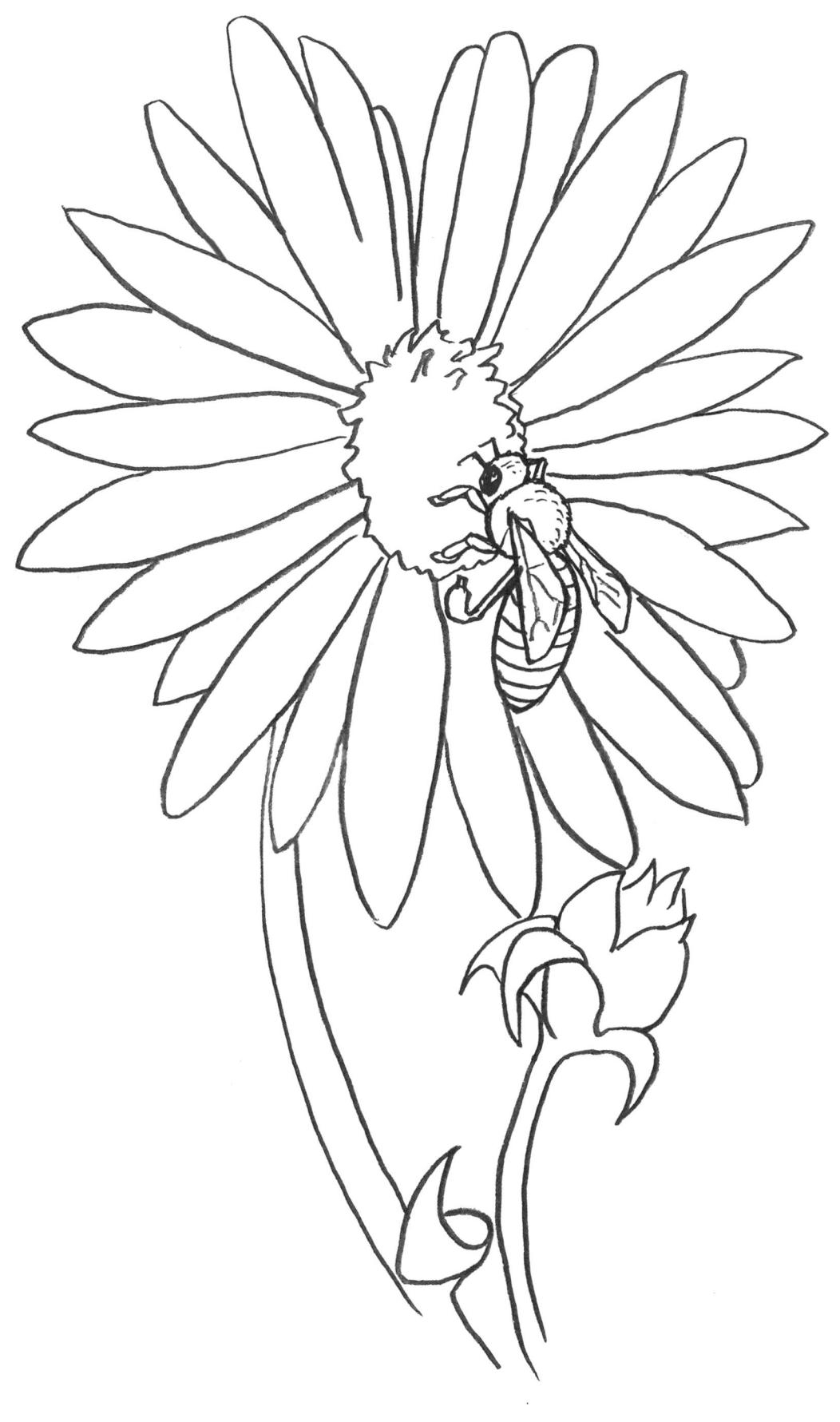

개구리

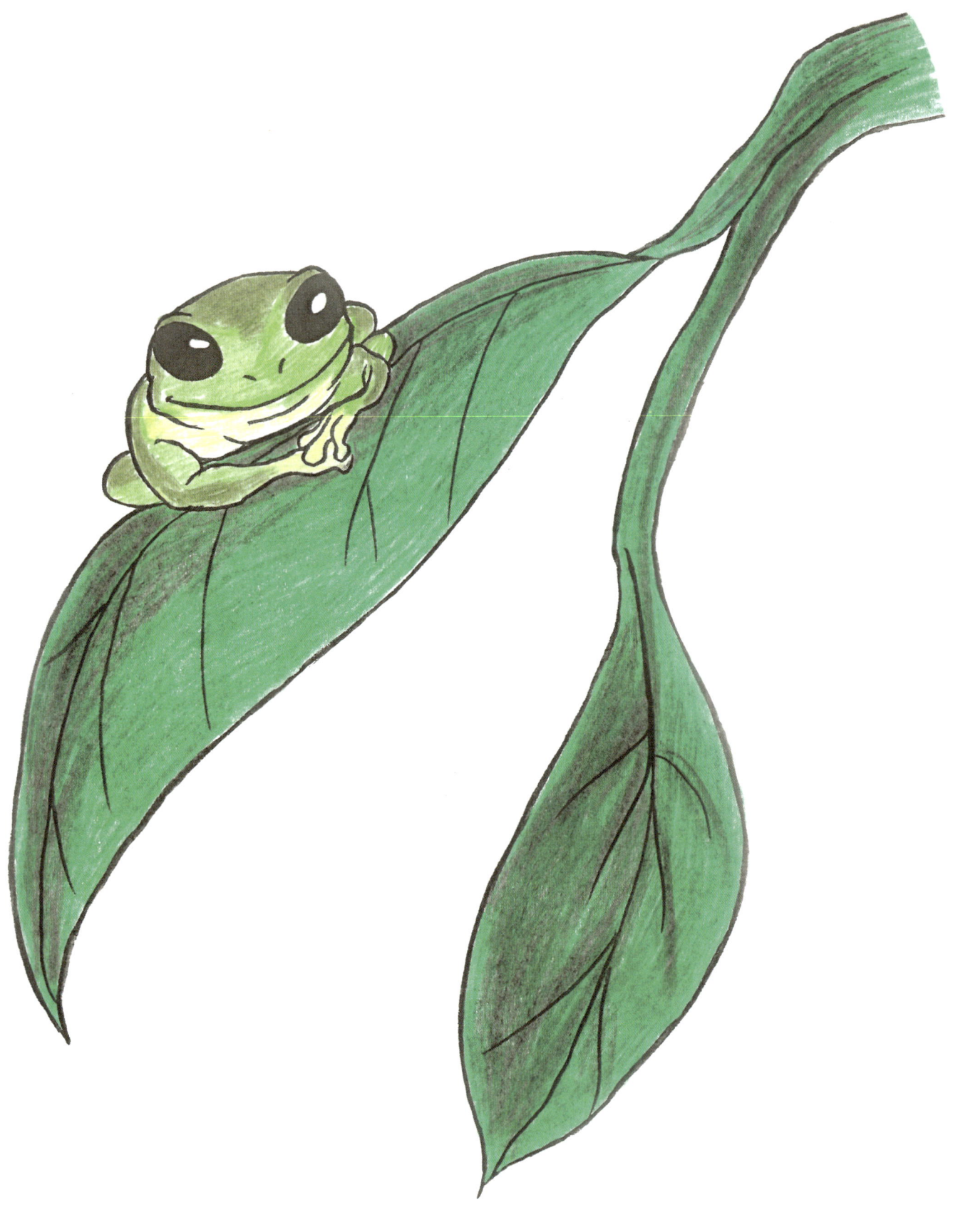

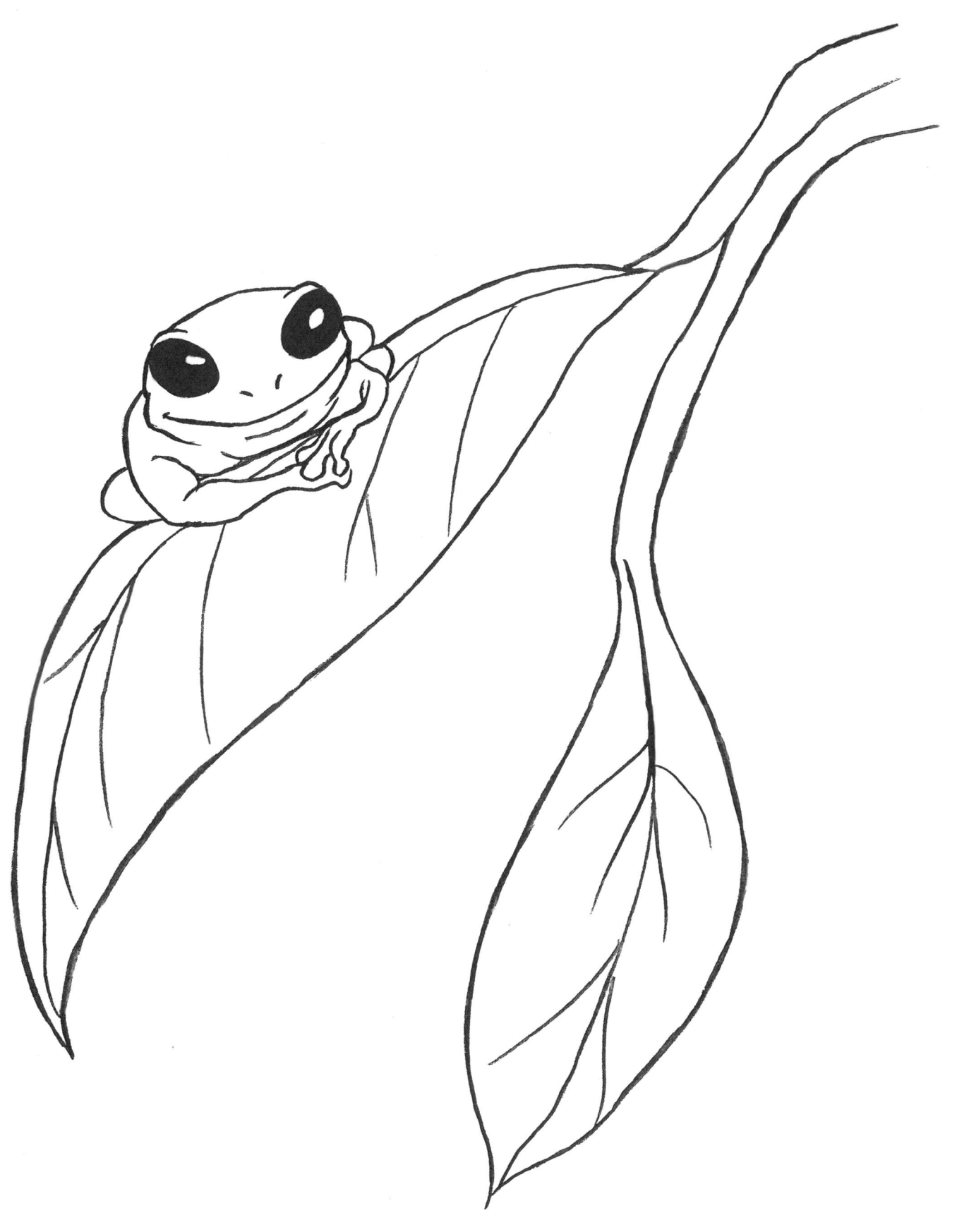

잠자리

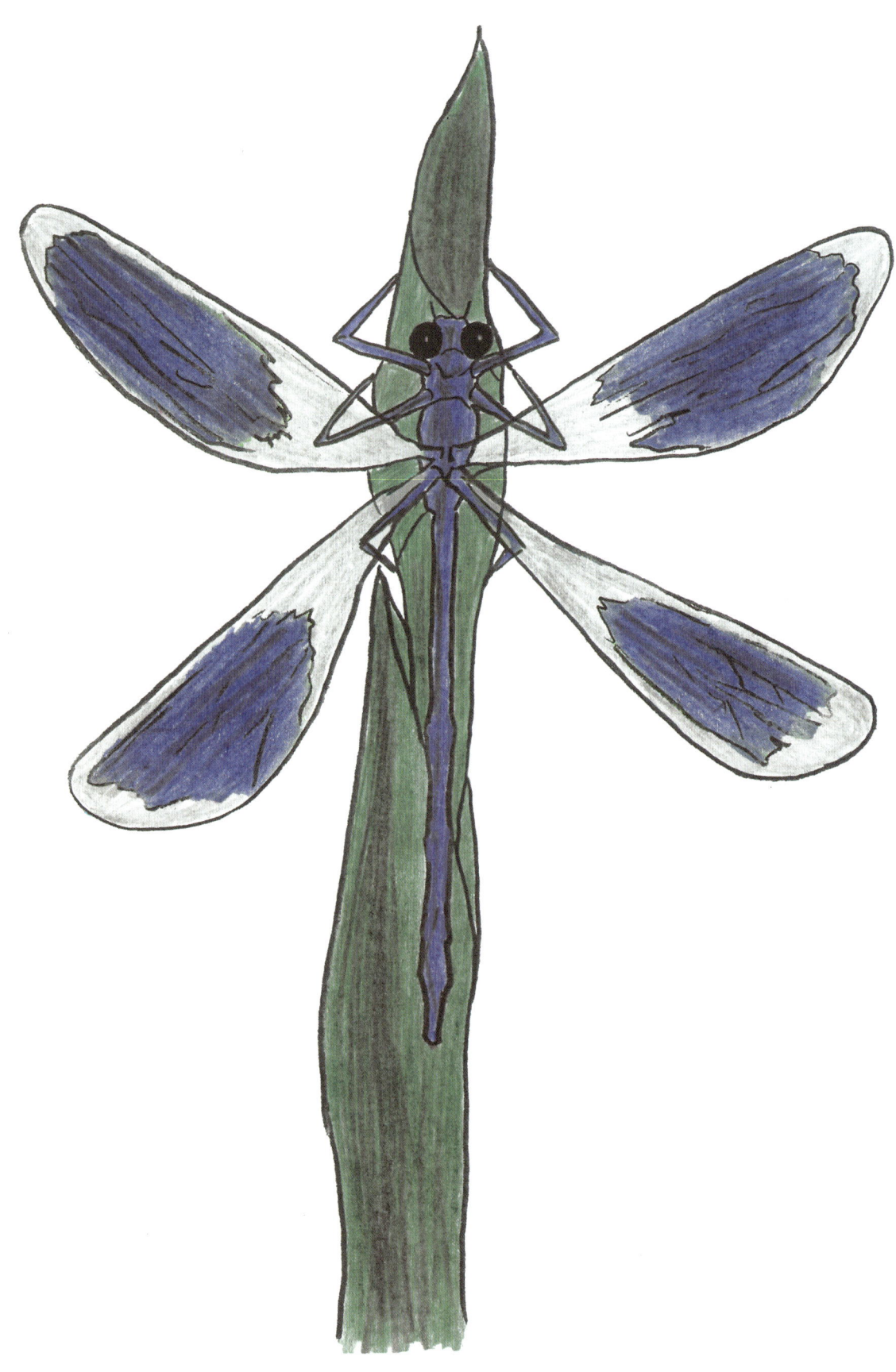

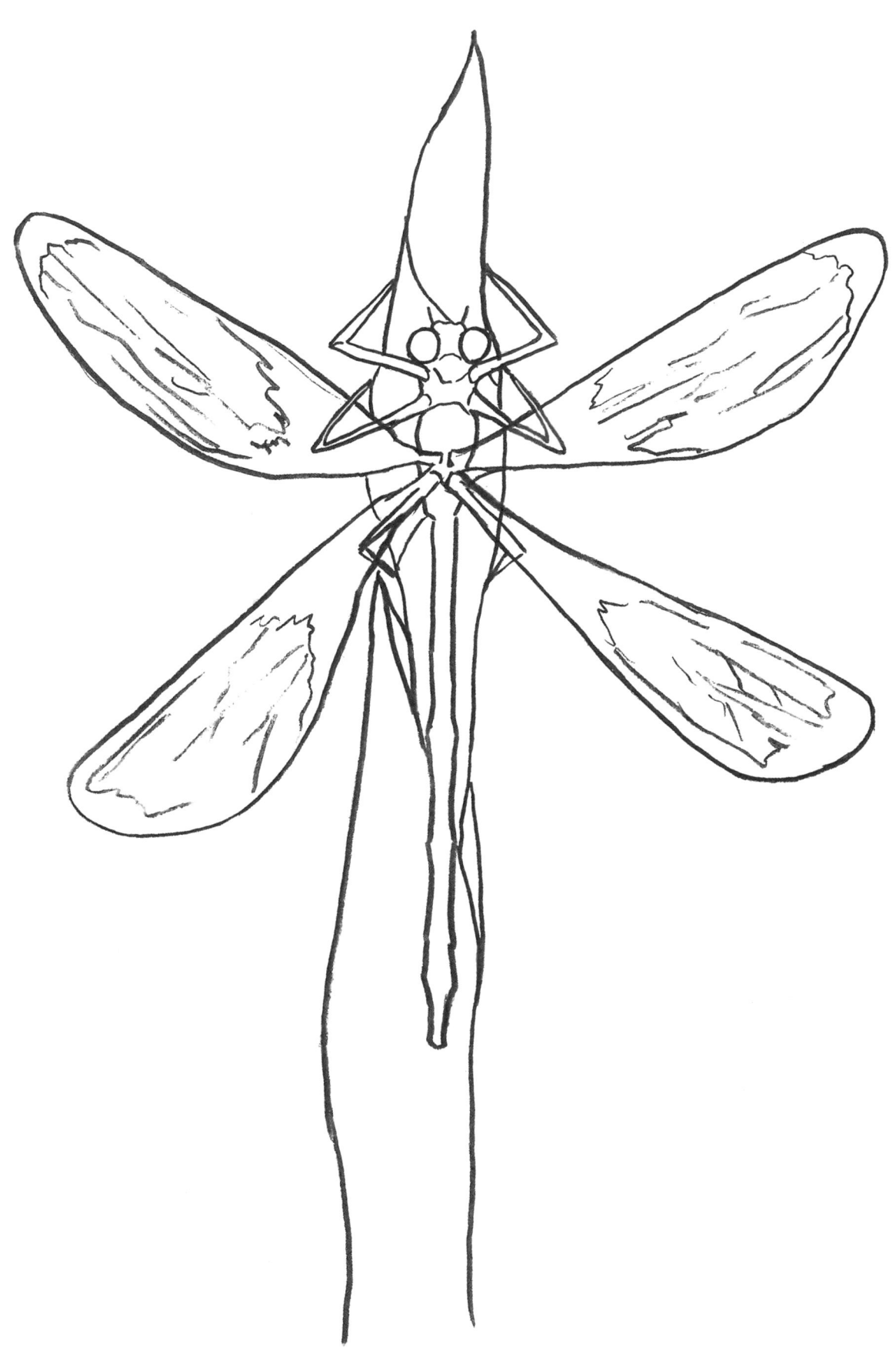

나비

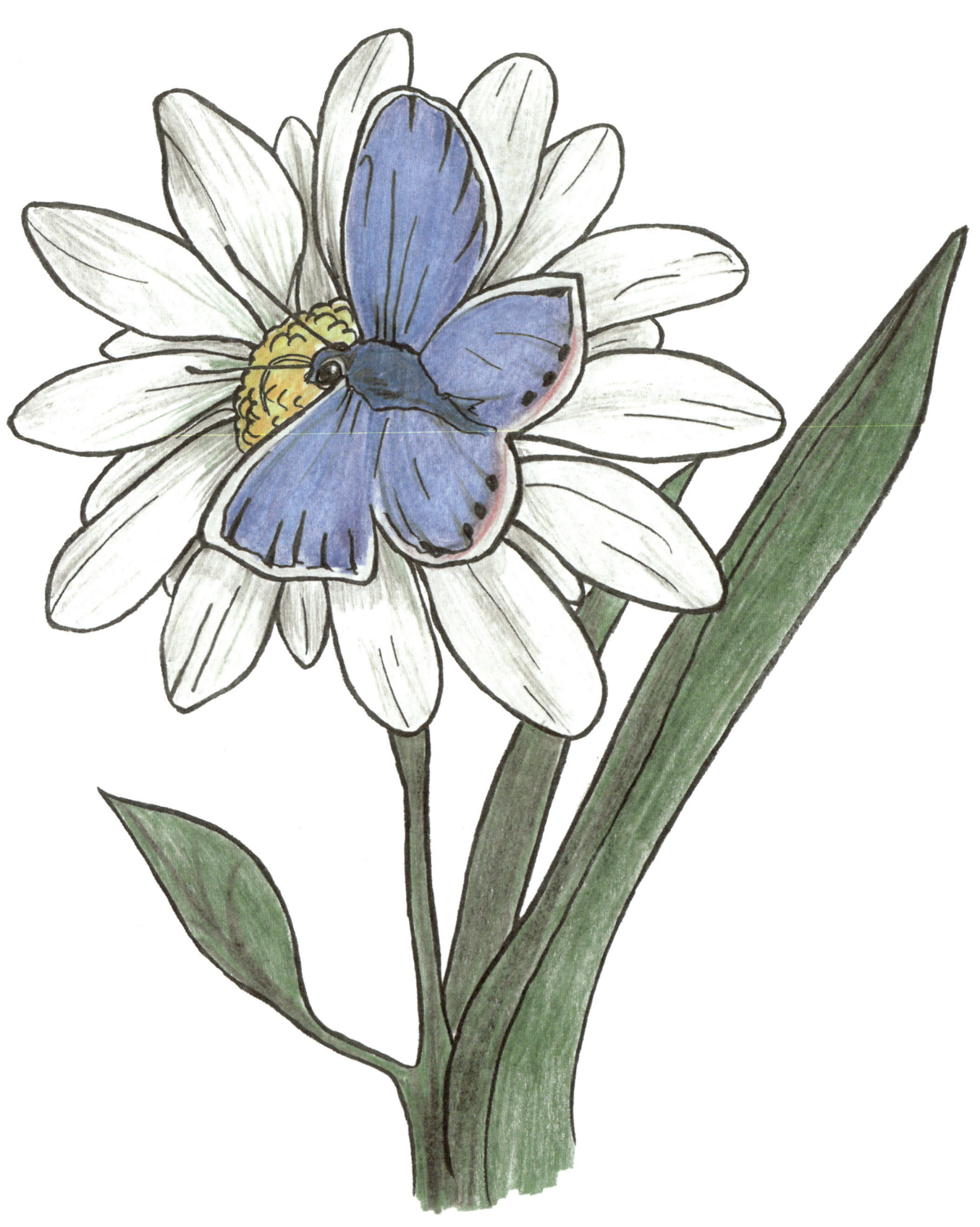

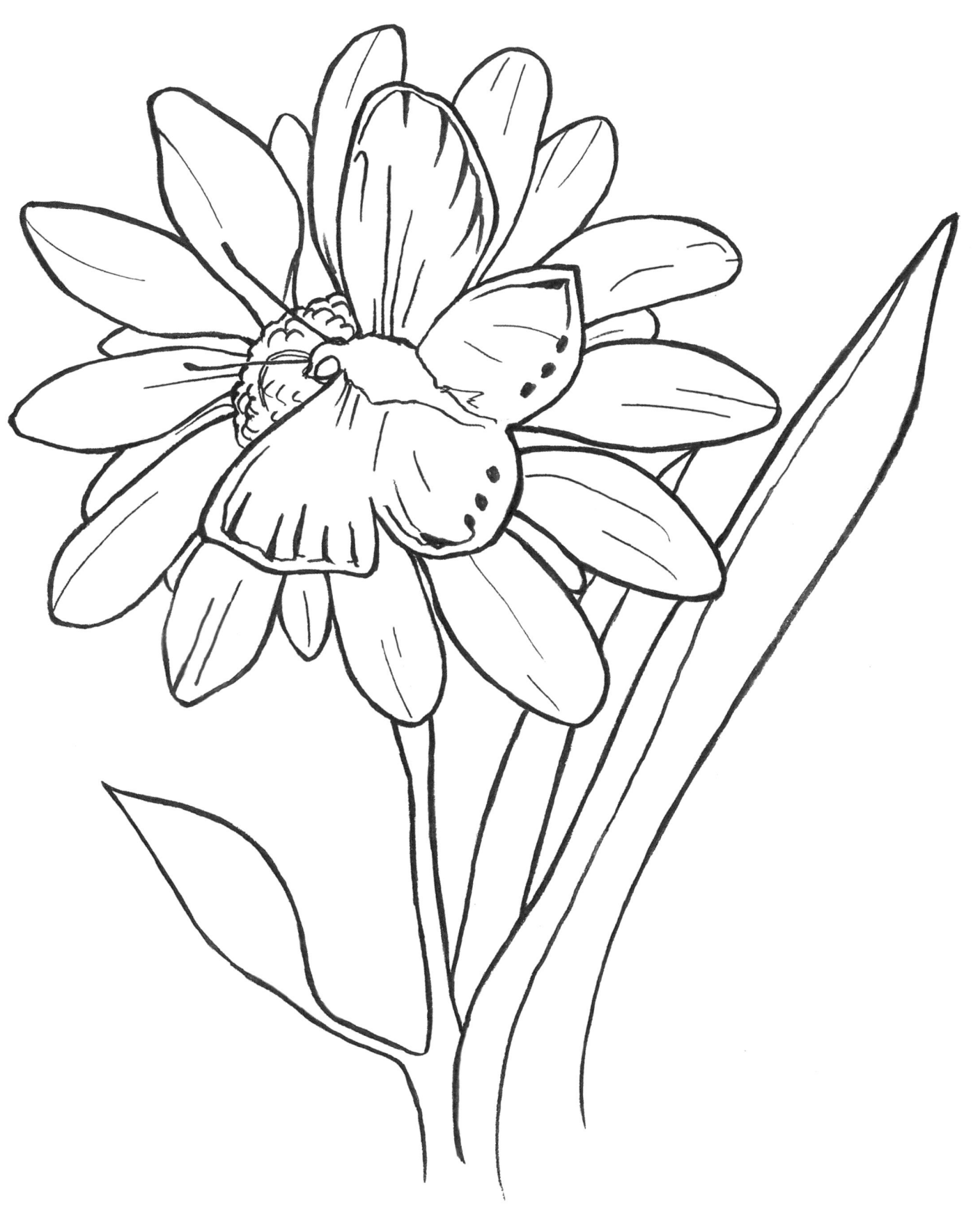

병아리

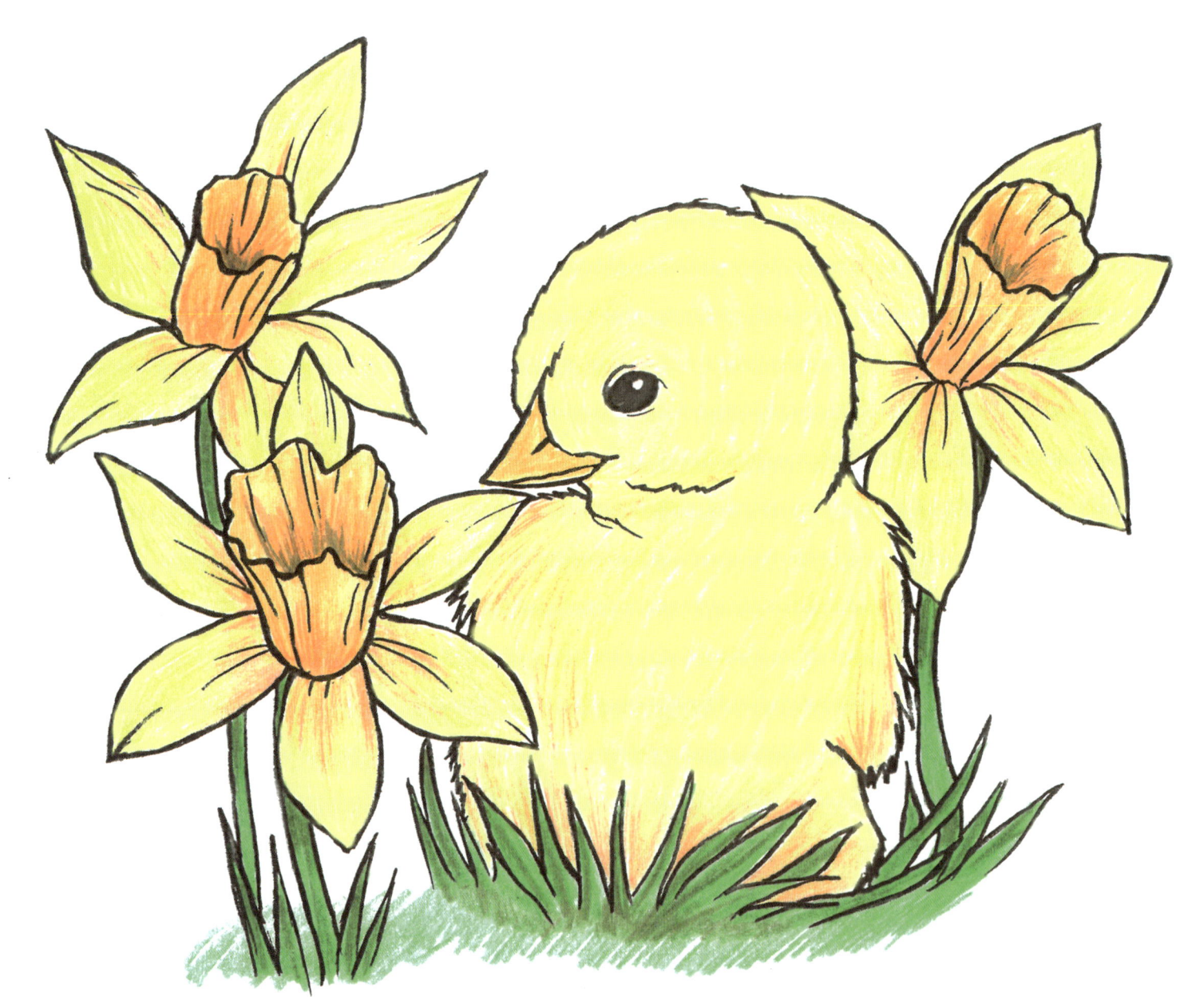

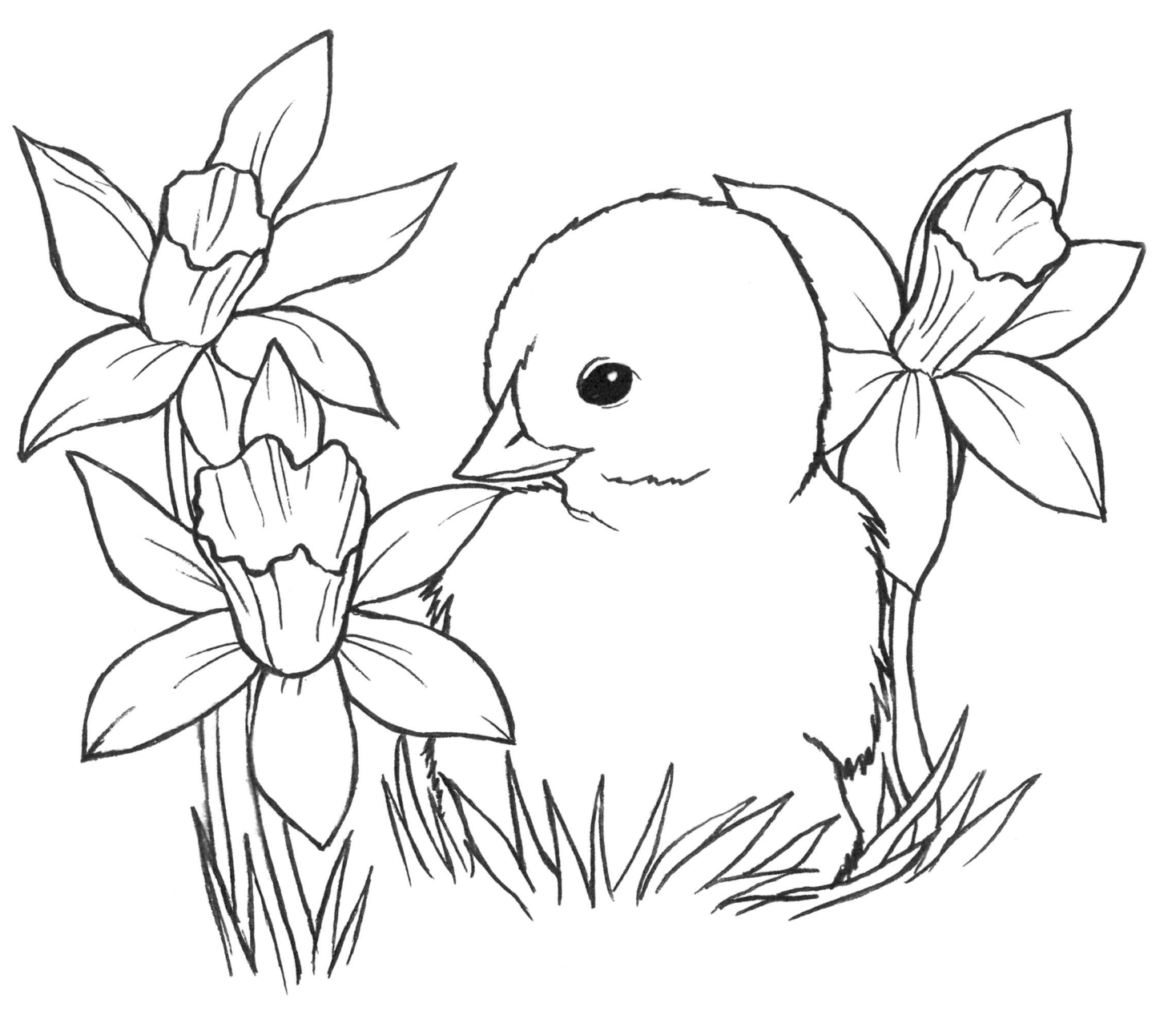

새

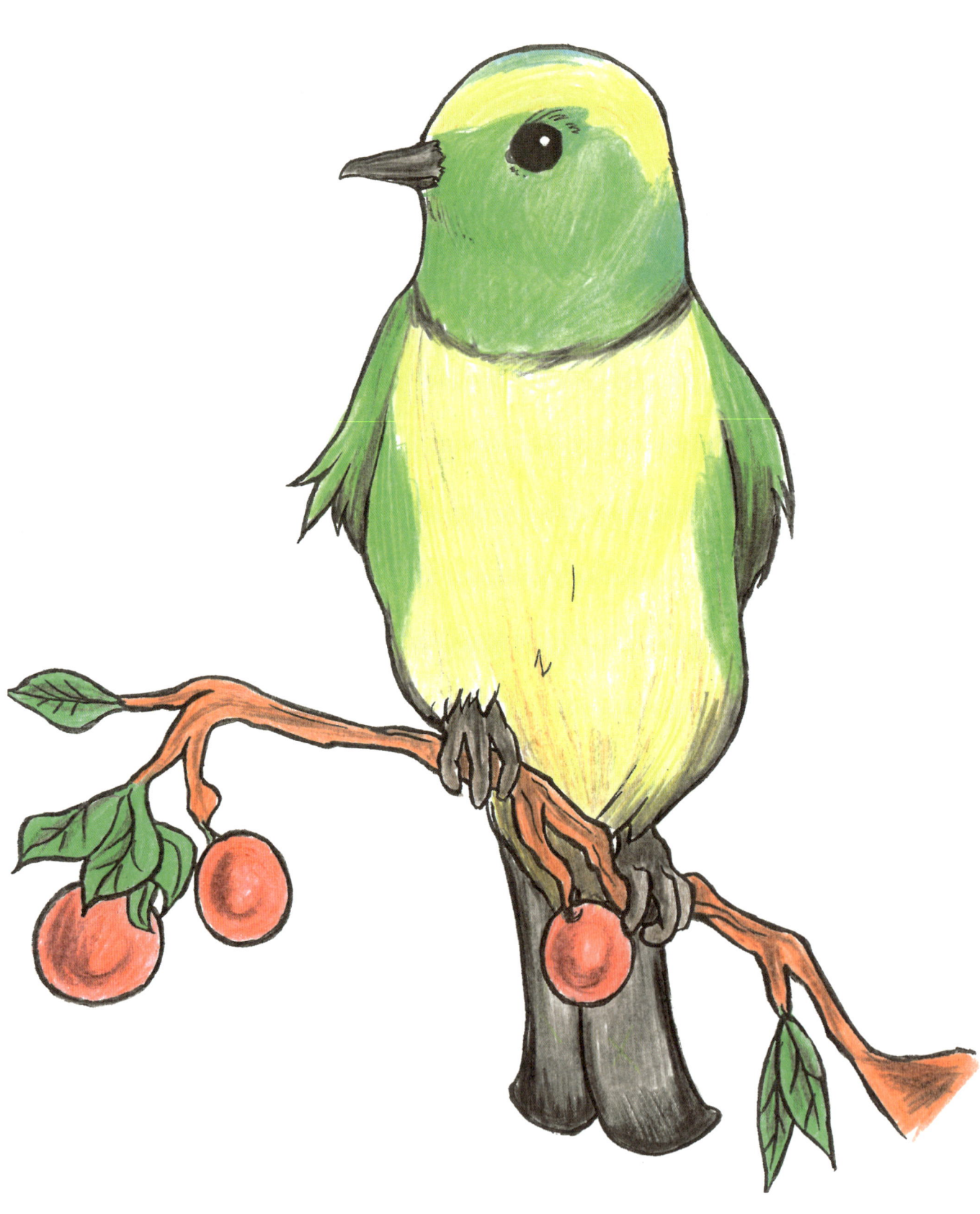

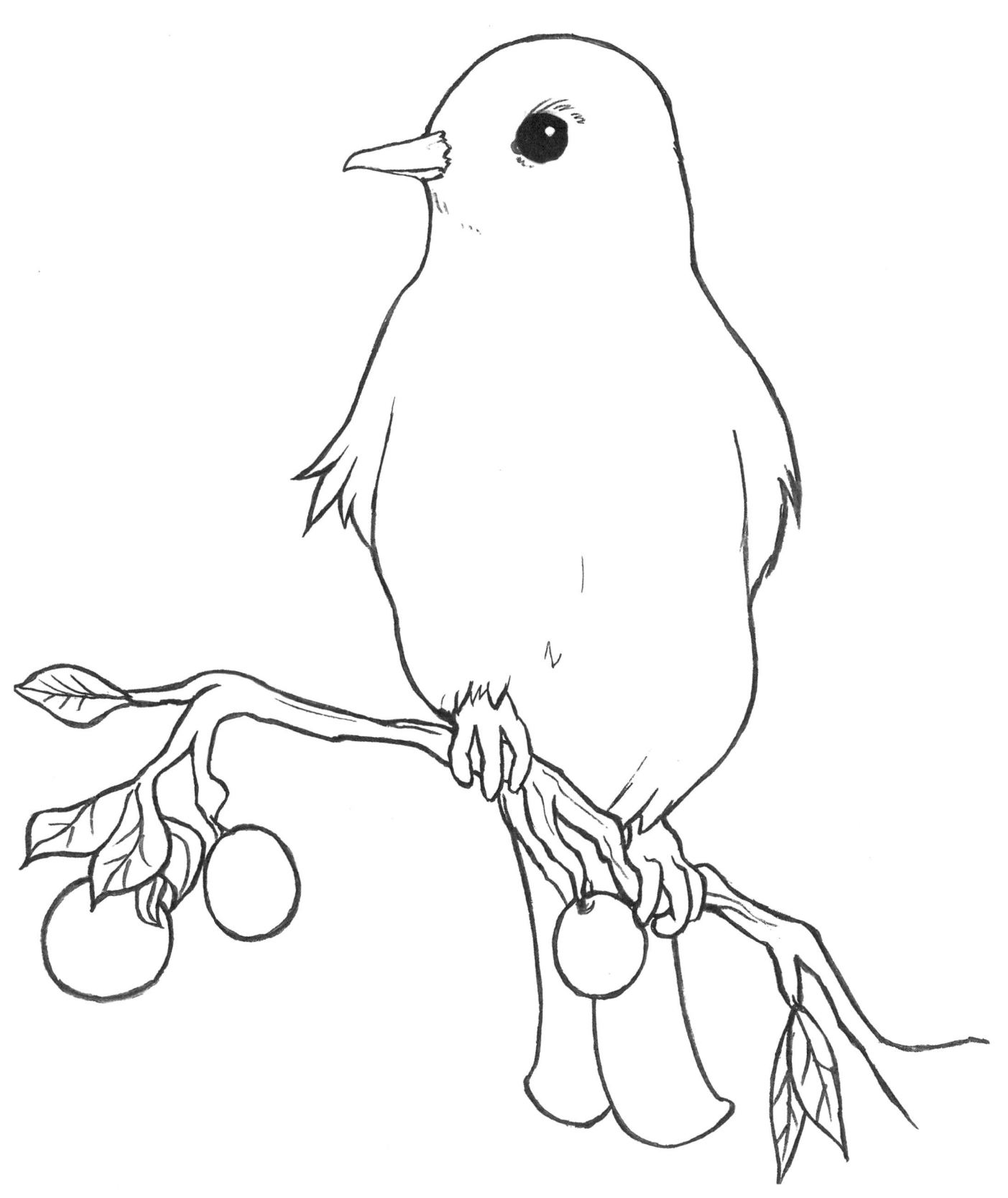

들다람쥐

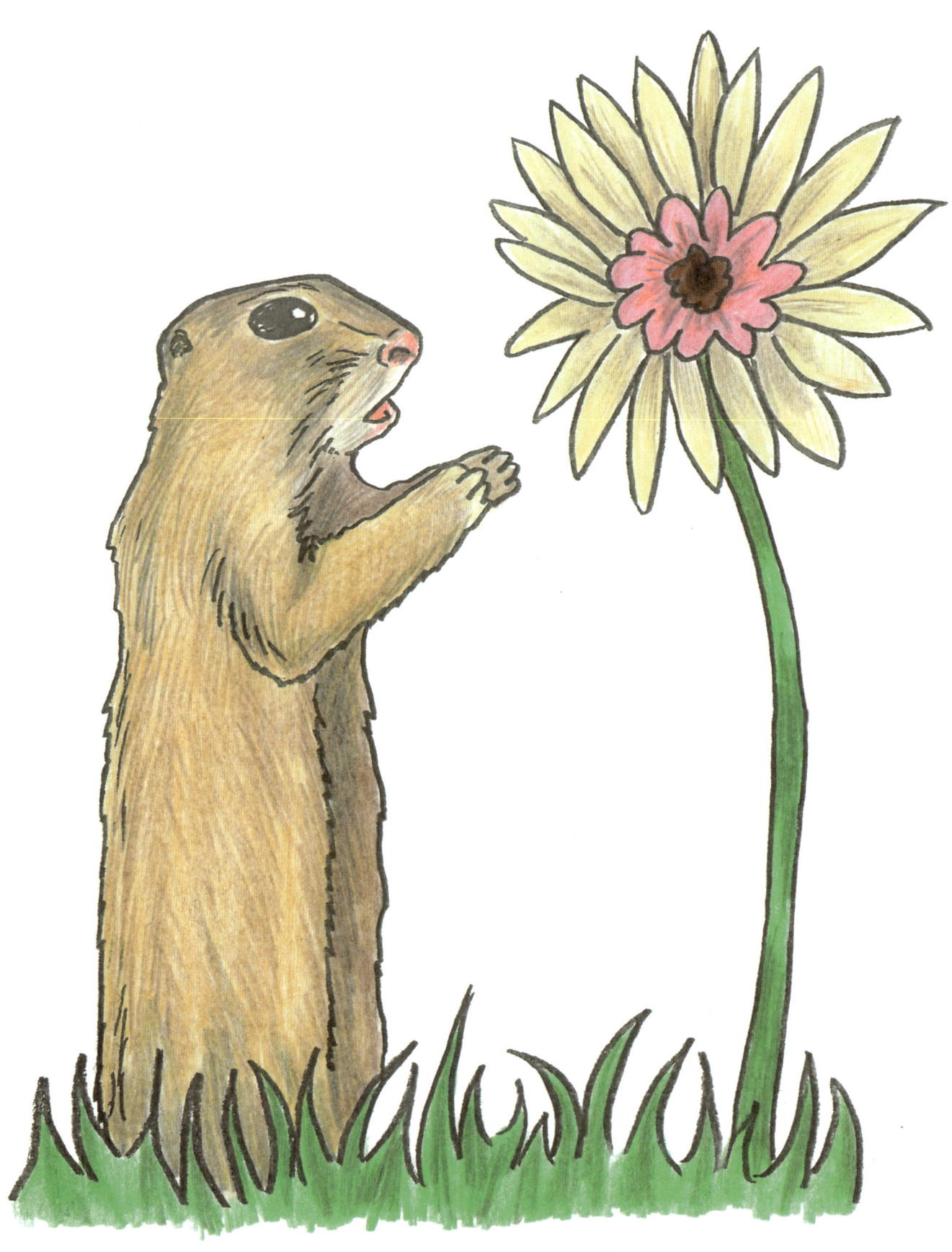

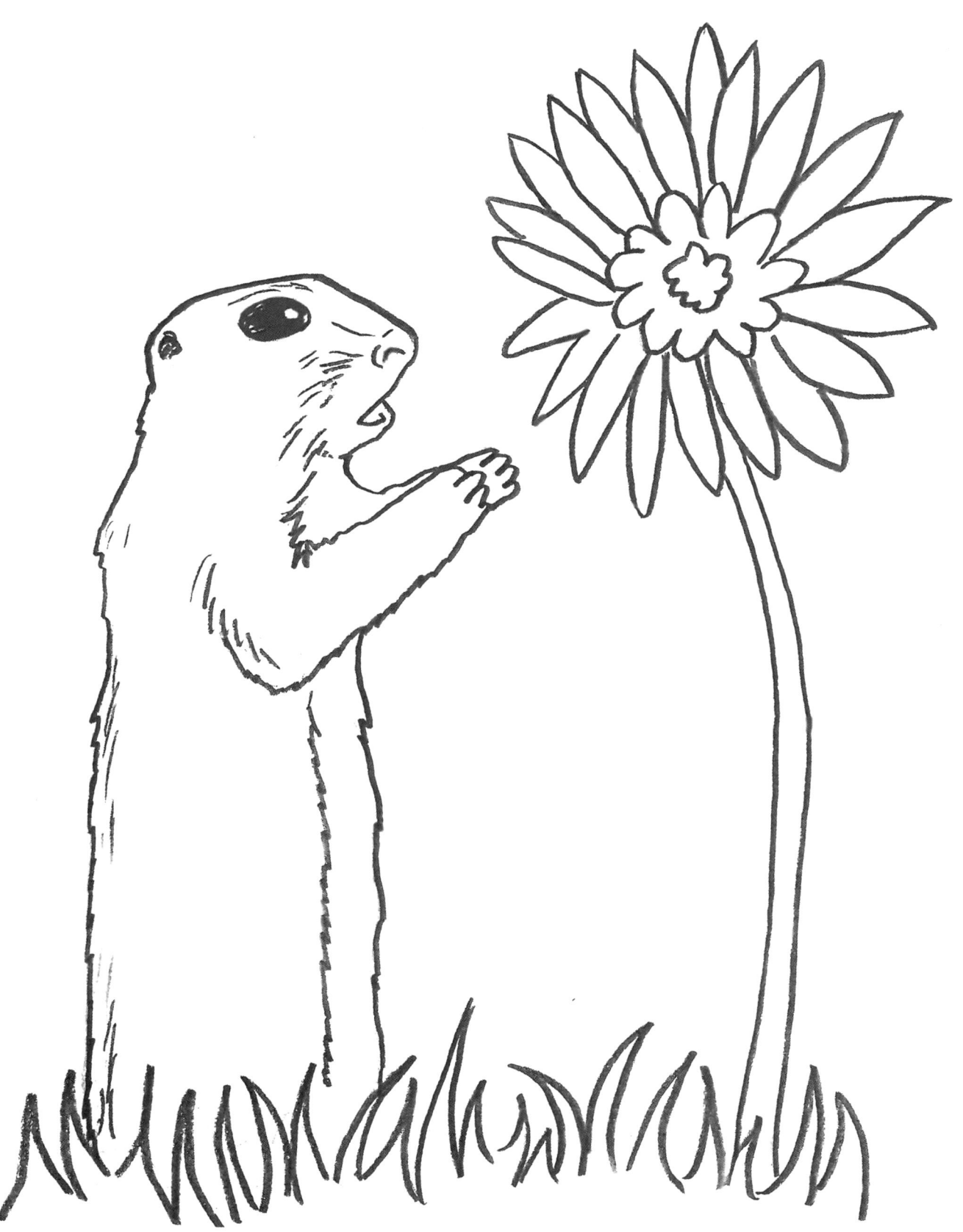

토끼

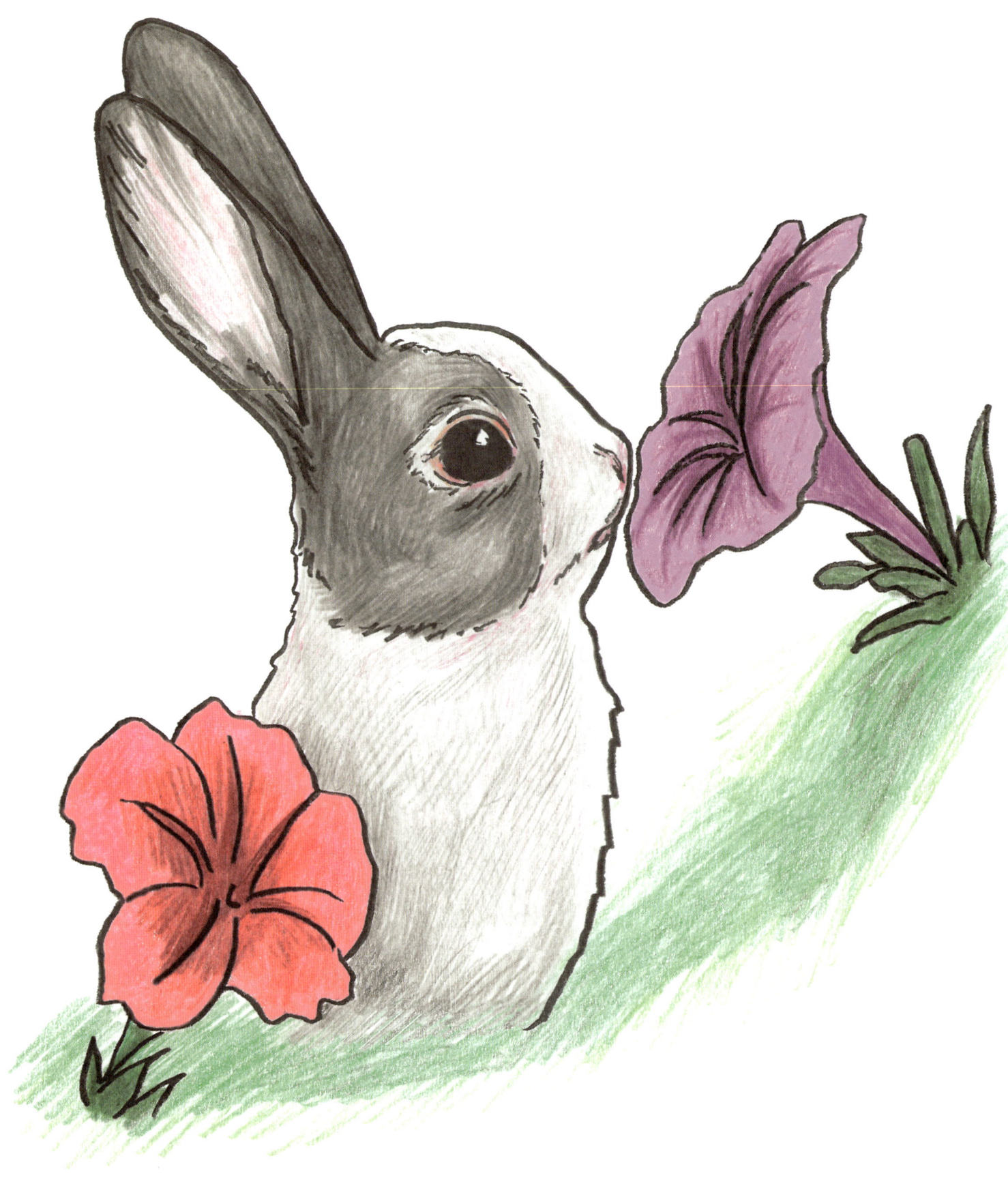

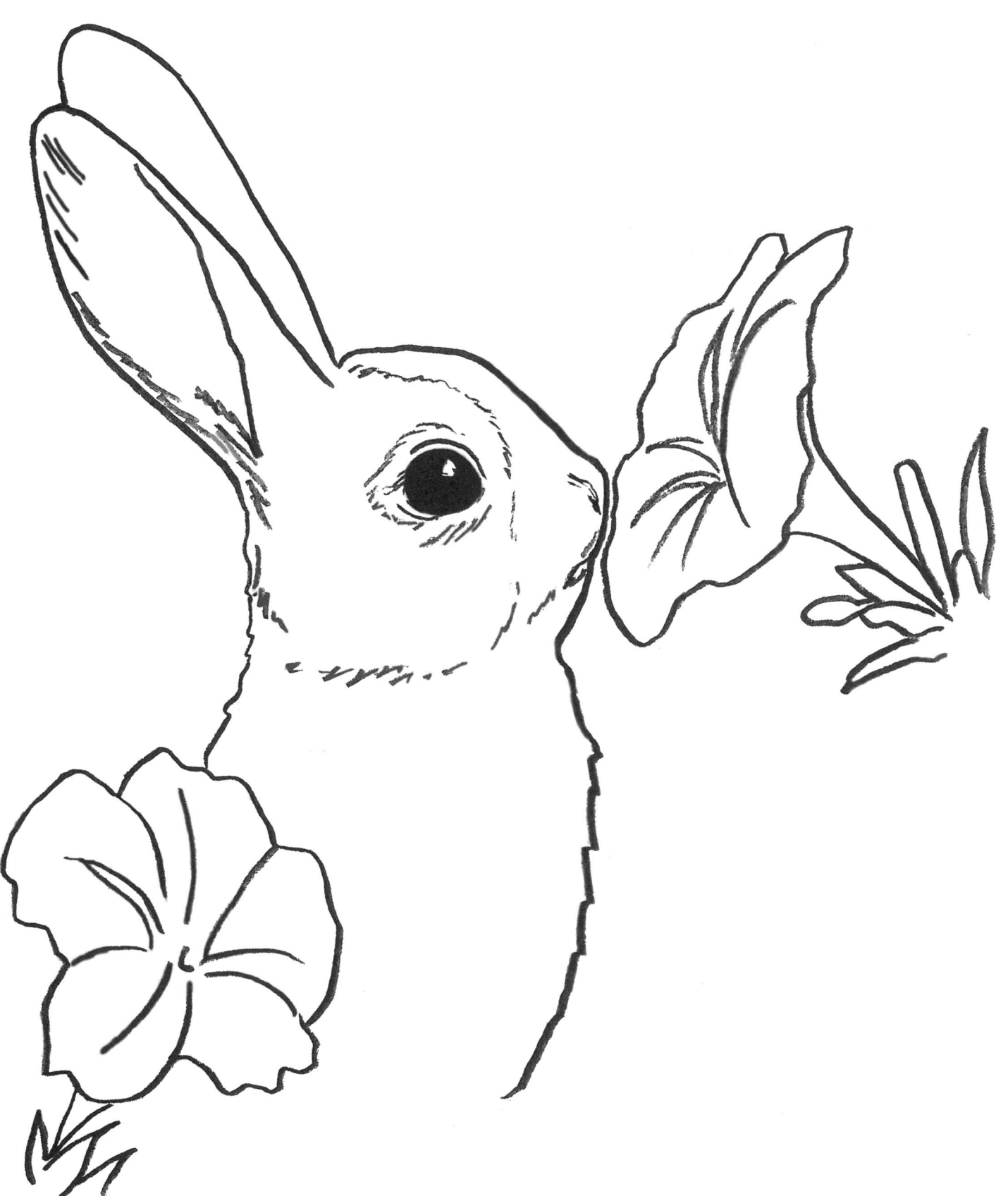

여우

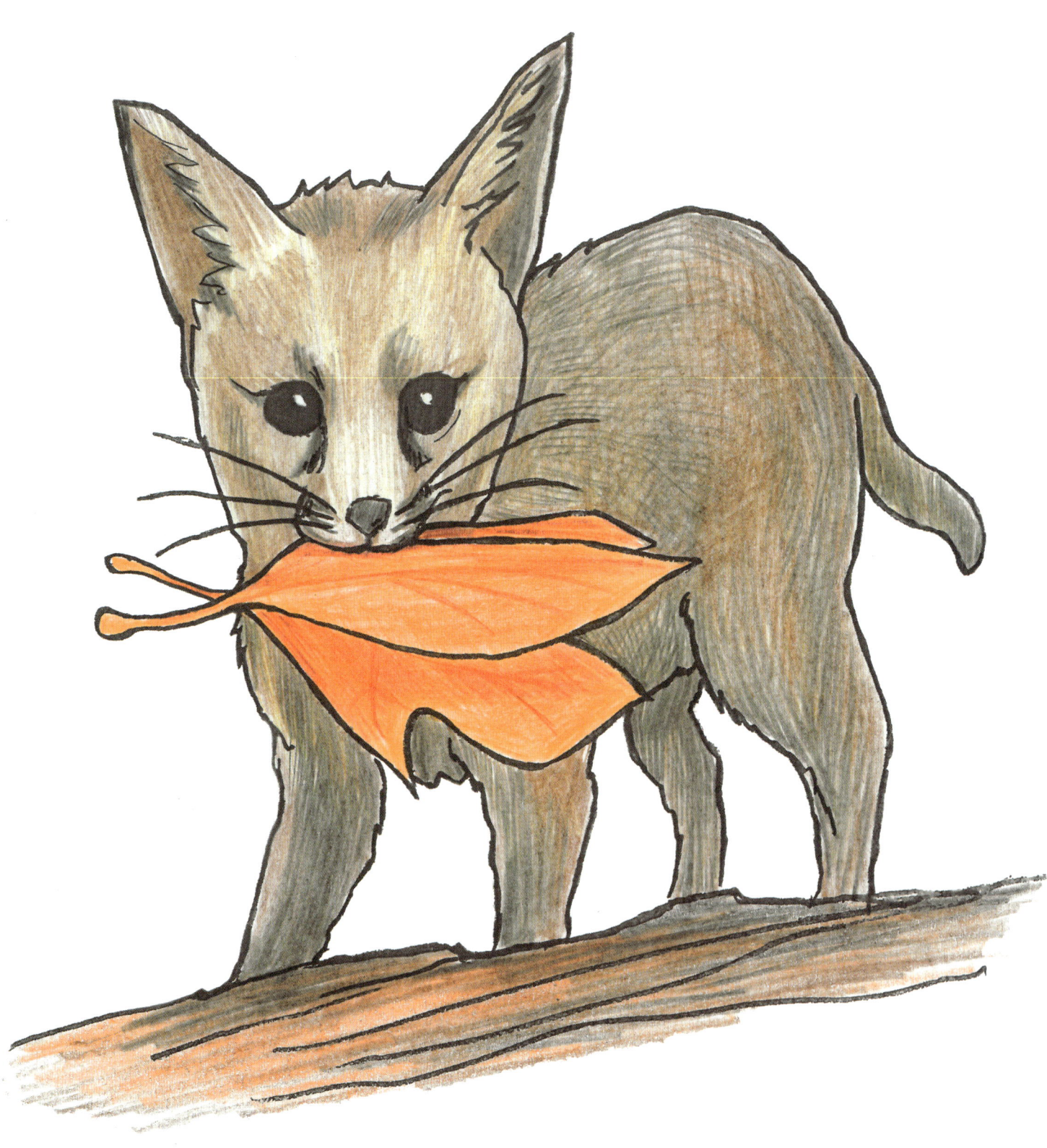

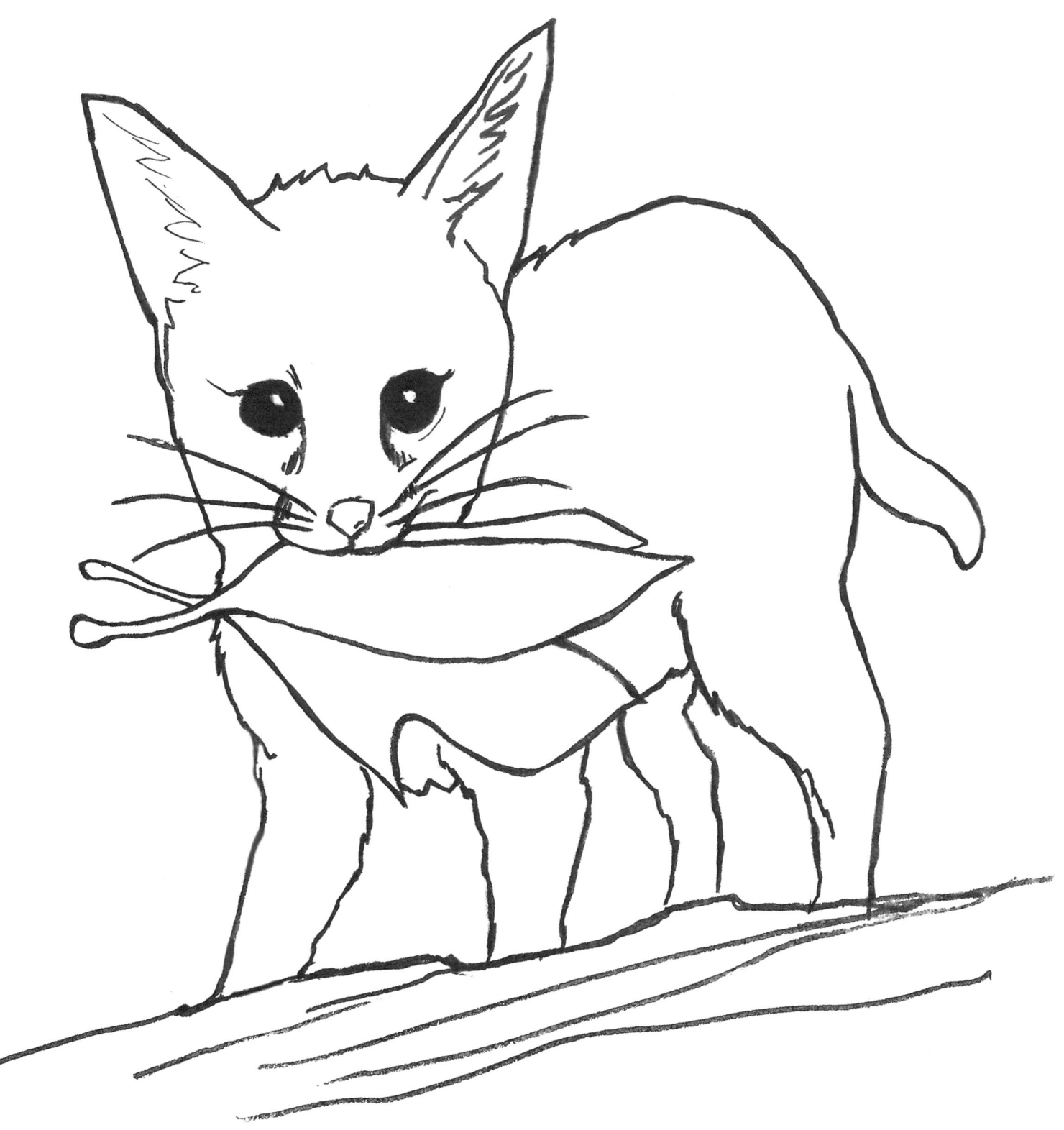

강아지

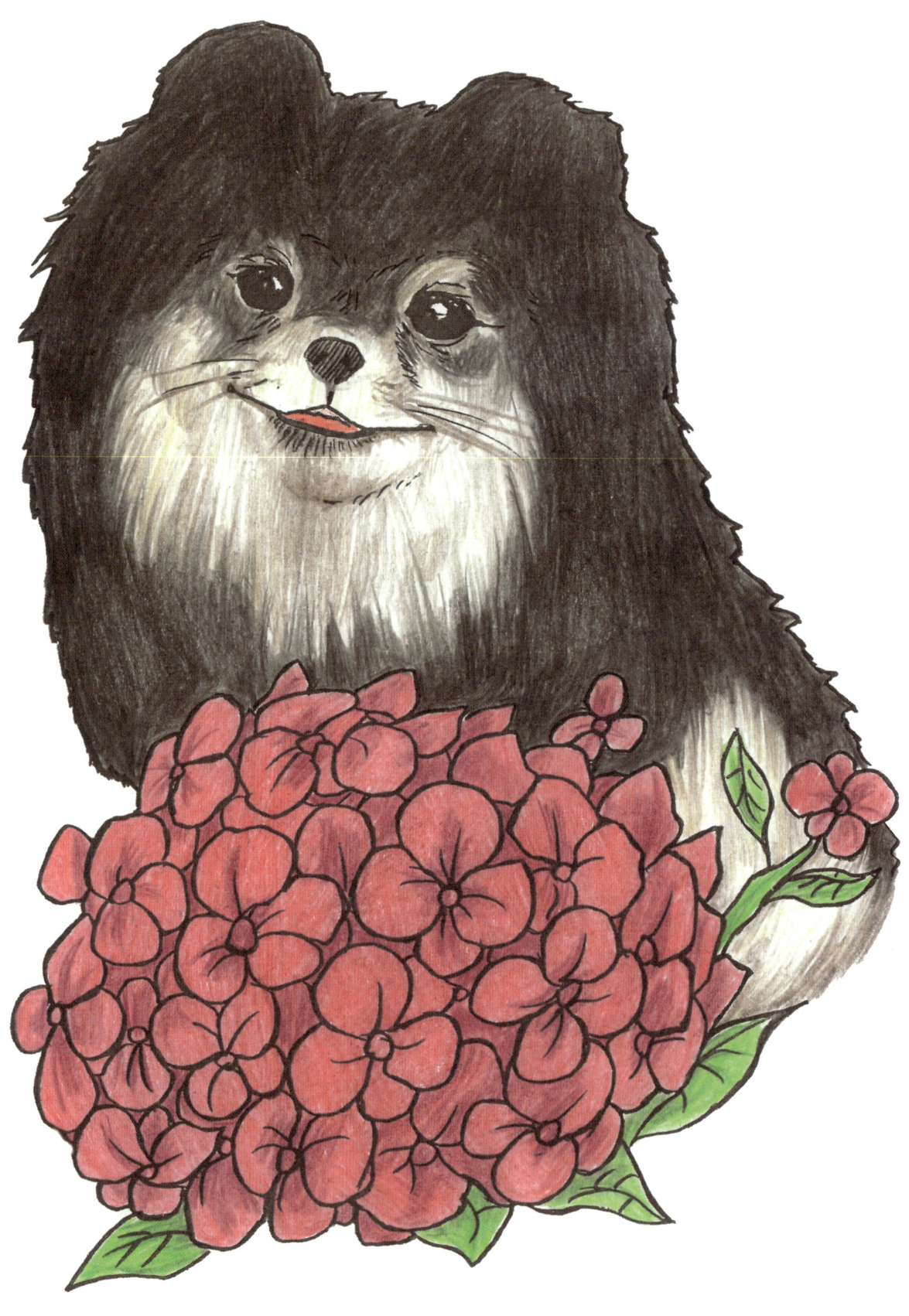

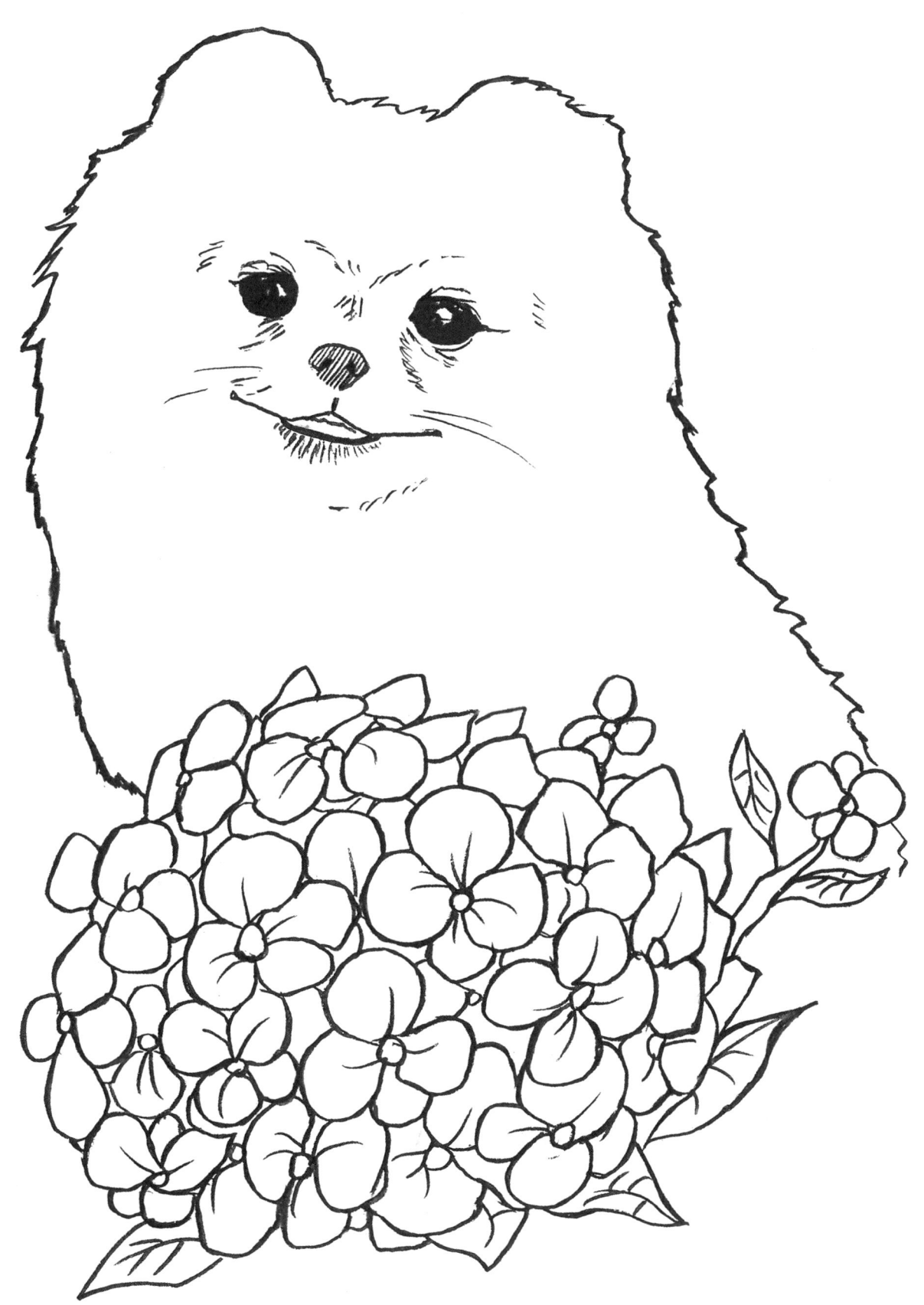

청둥오리

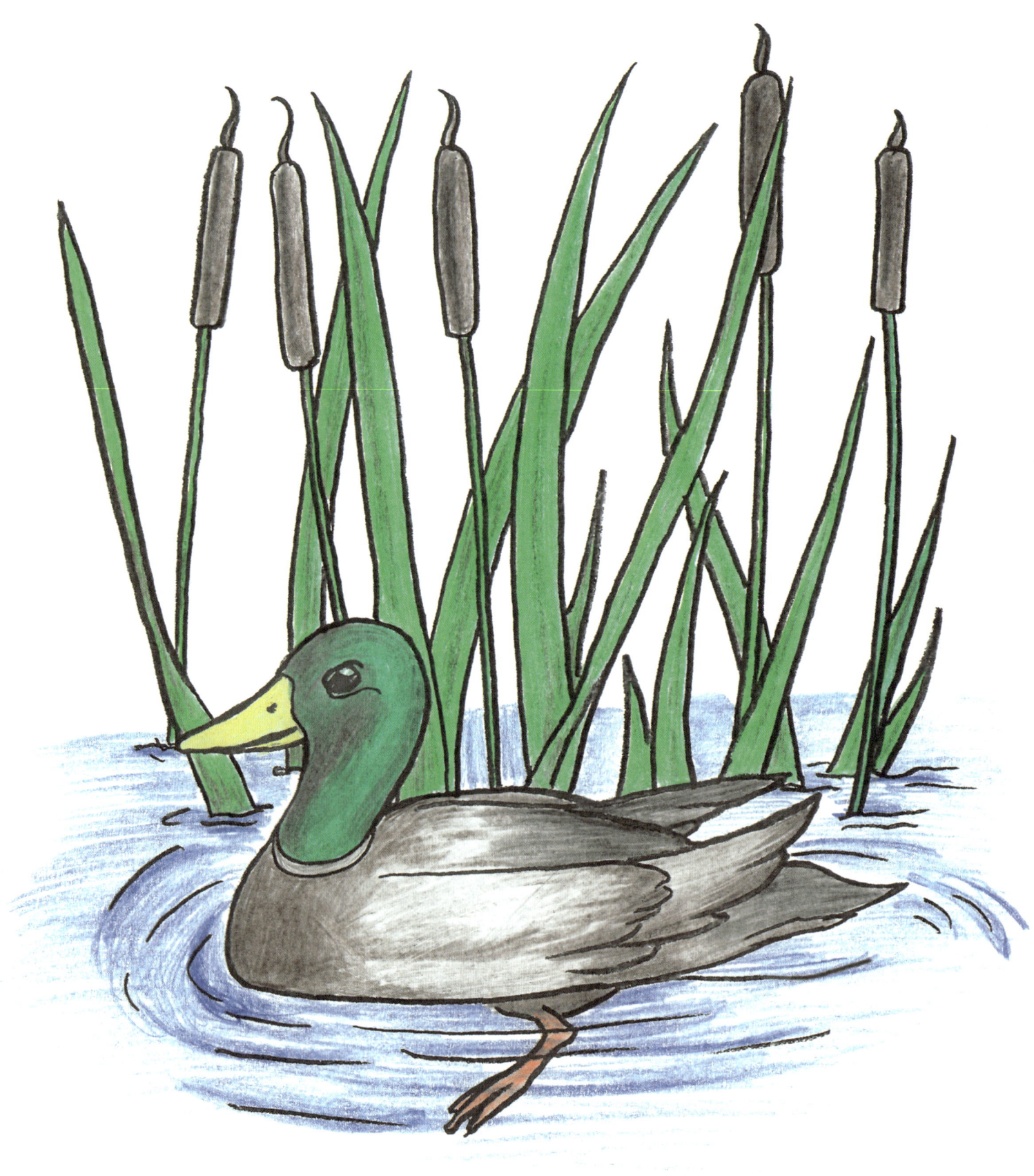

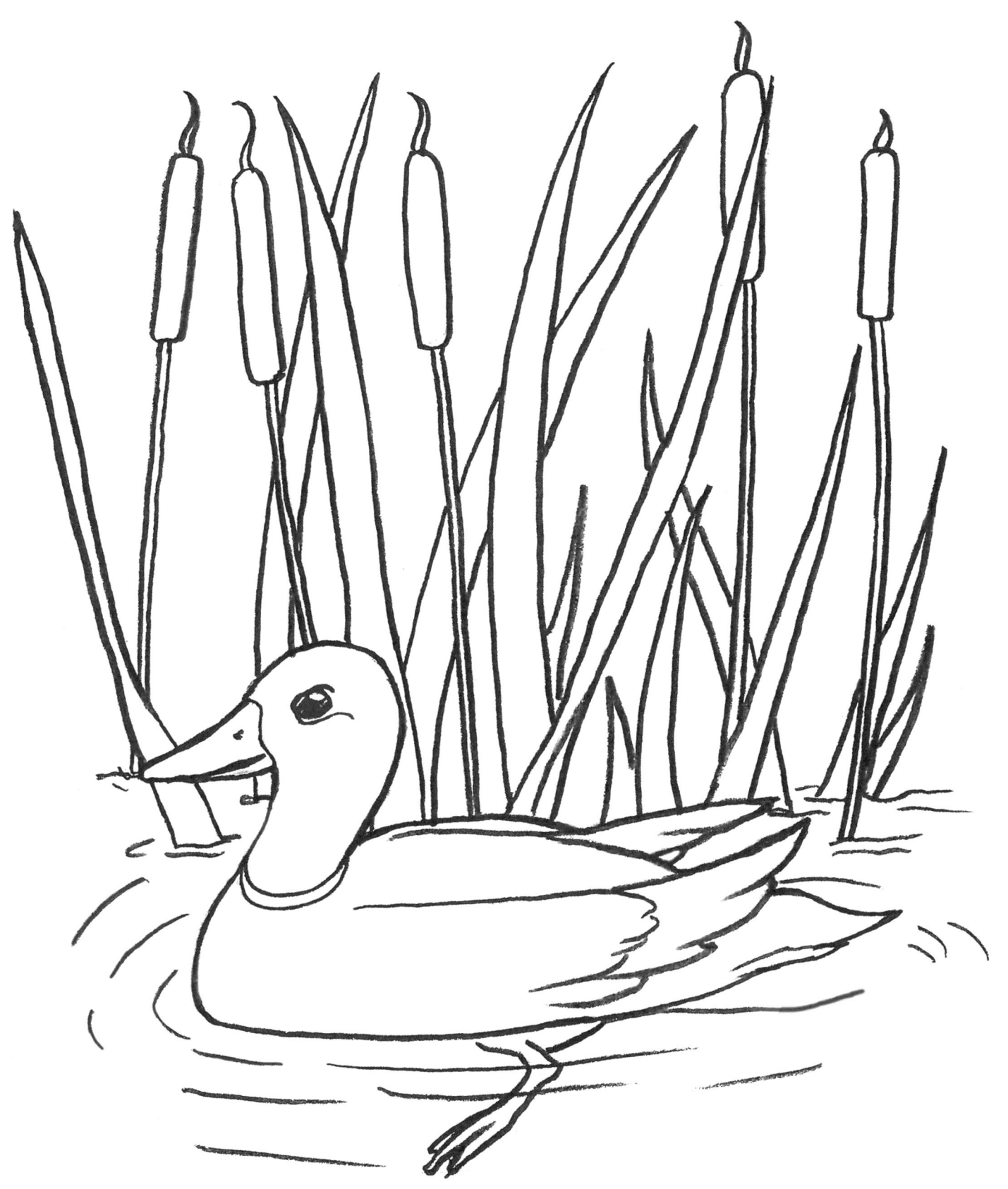

사슴

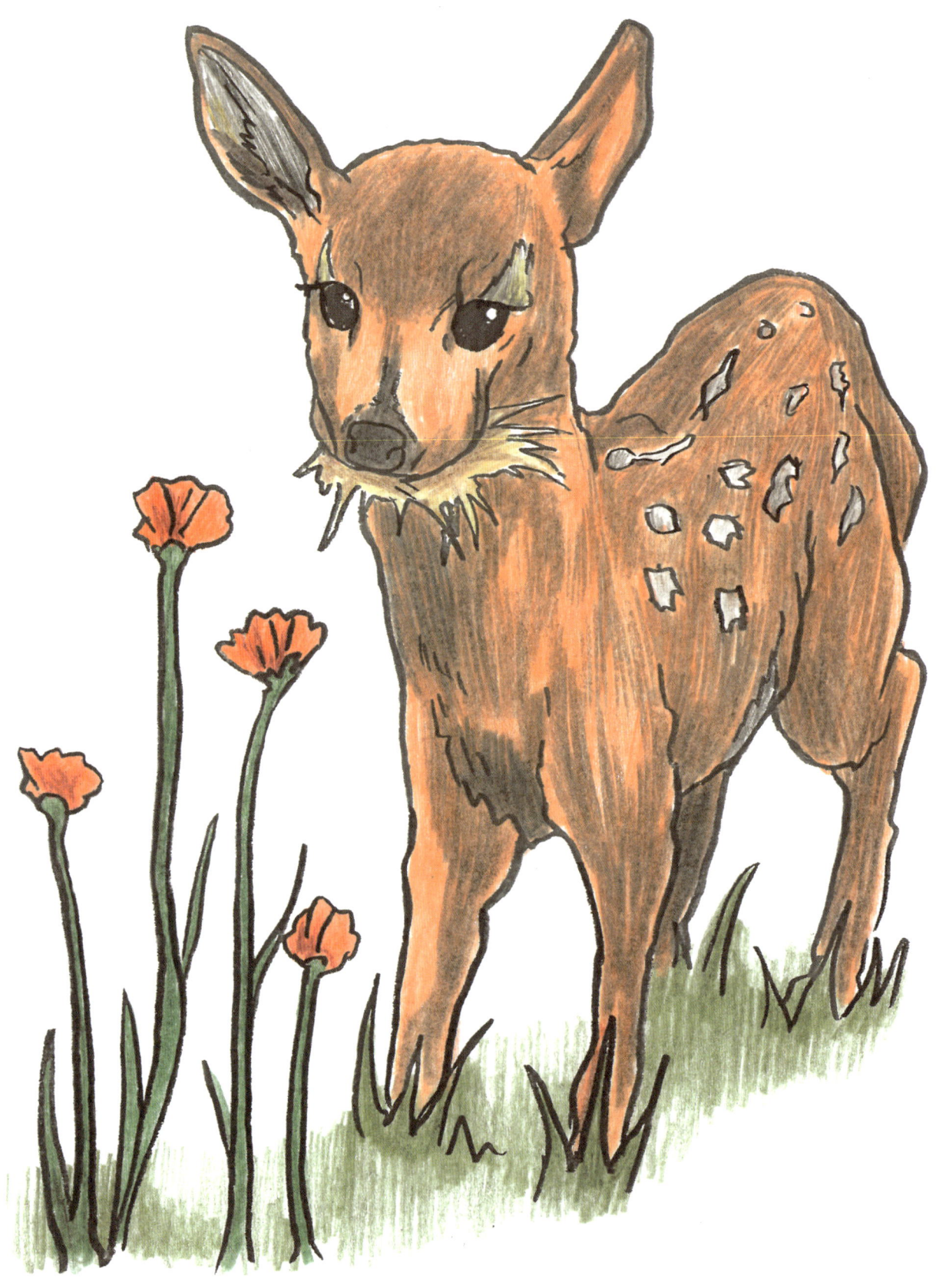

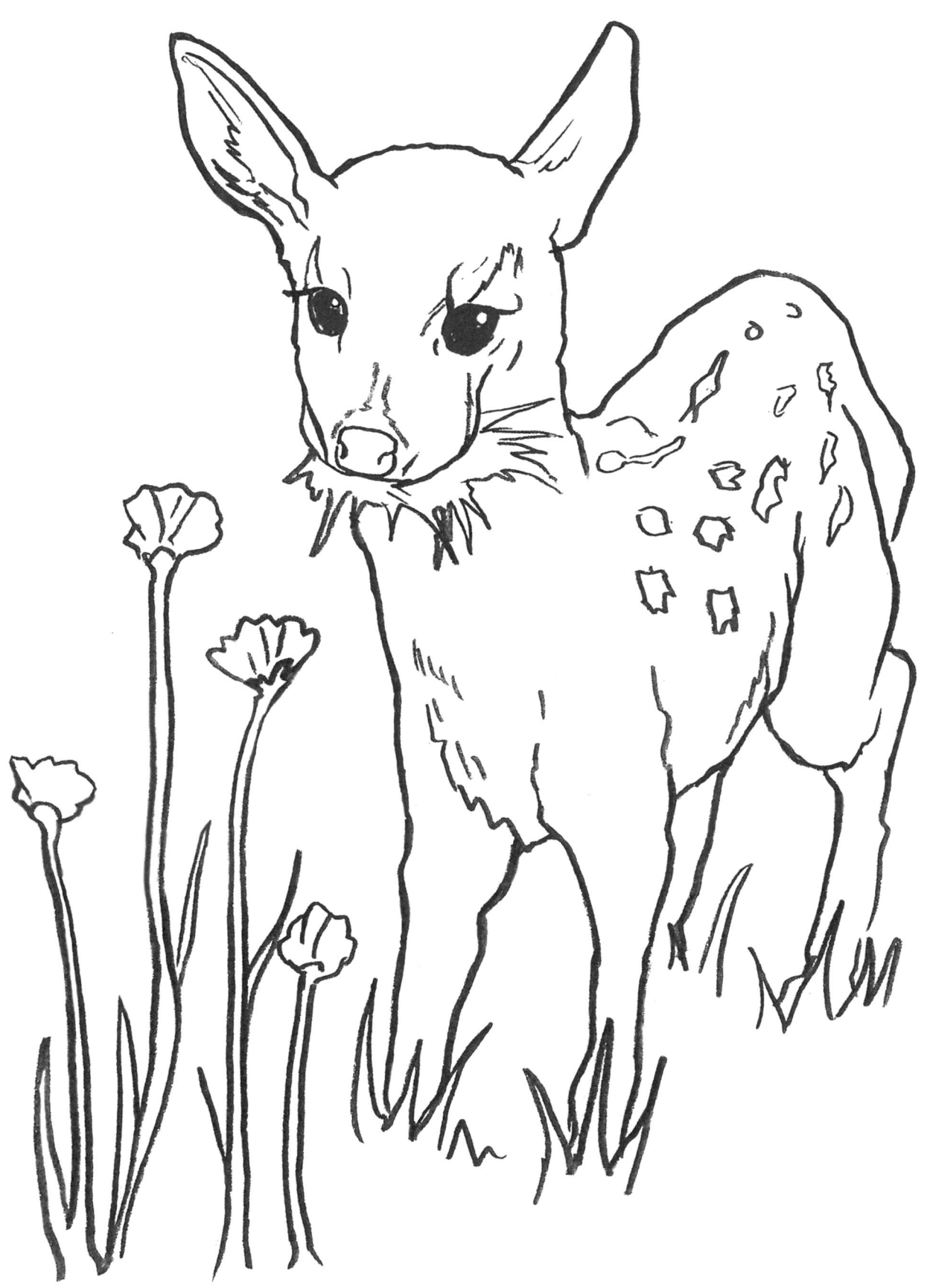

고양이

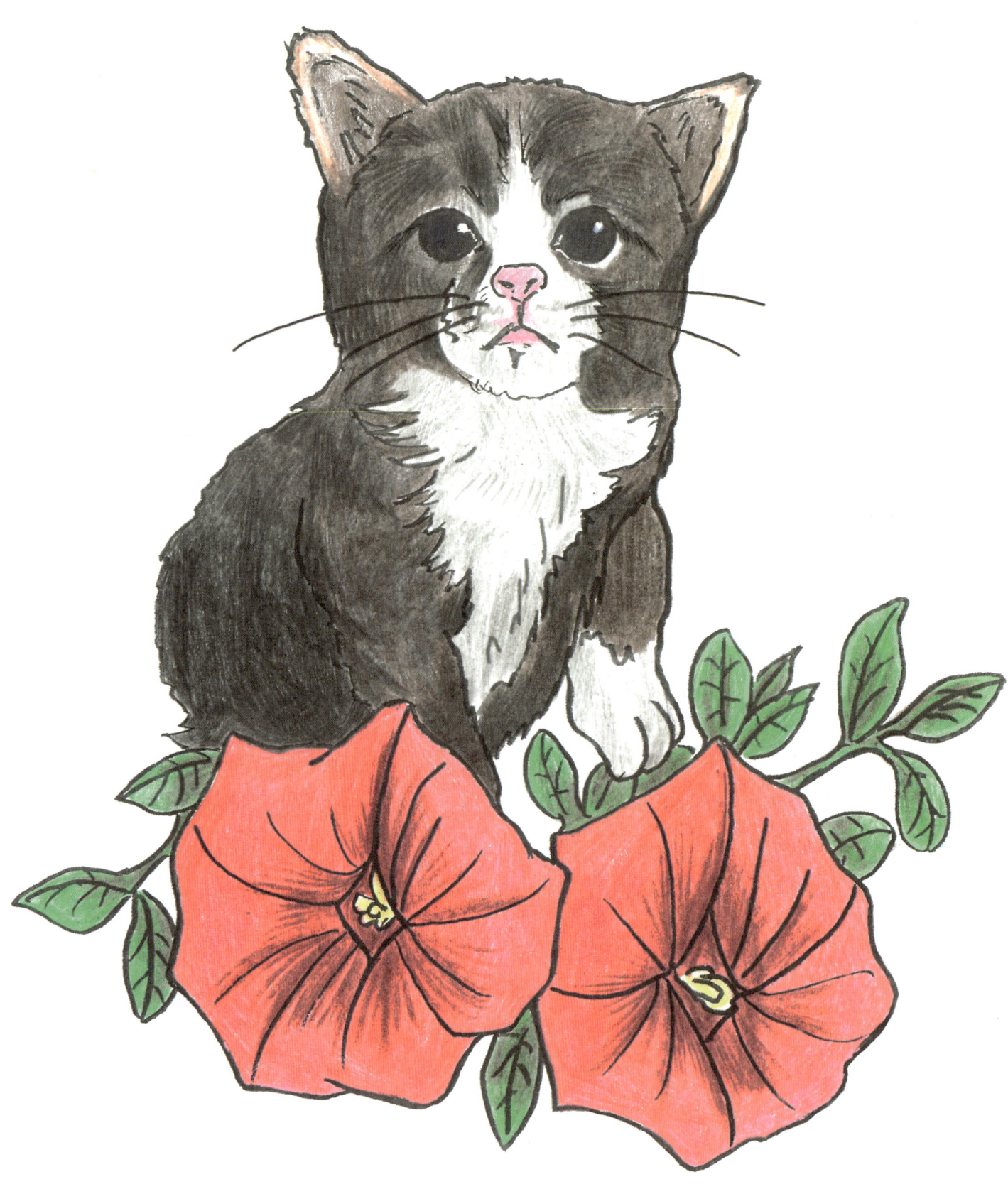

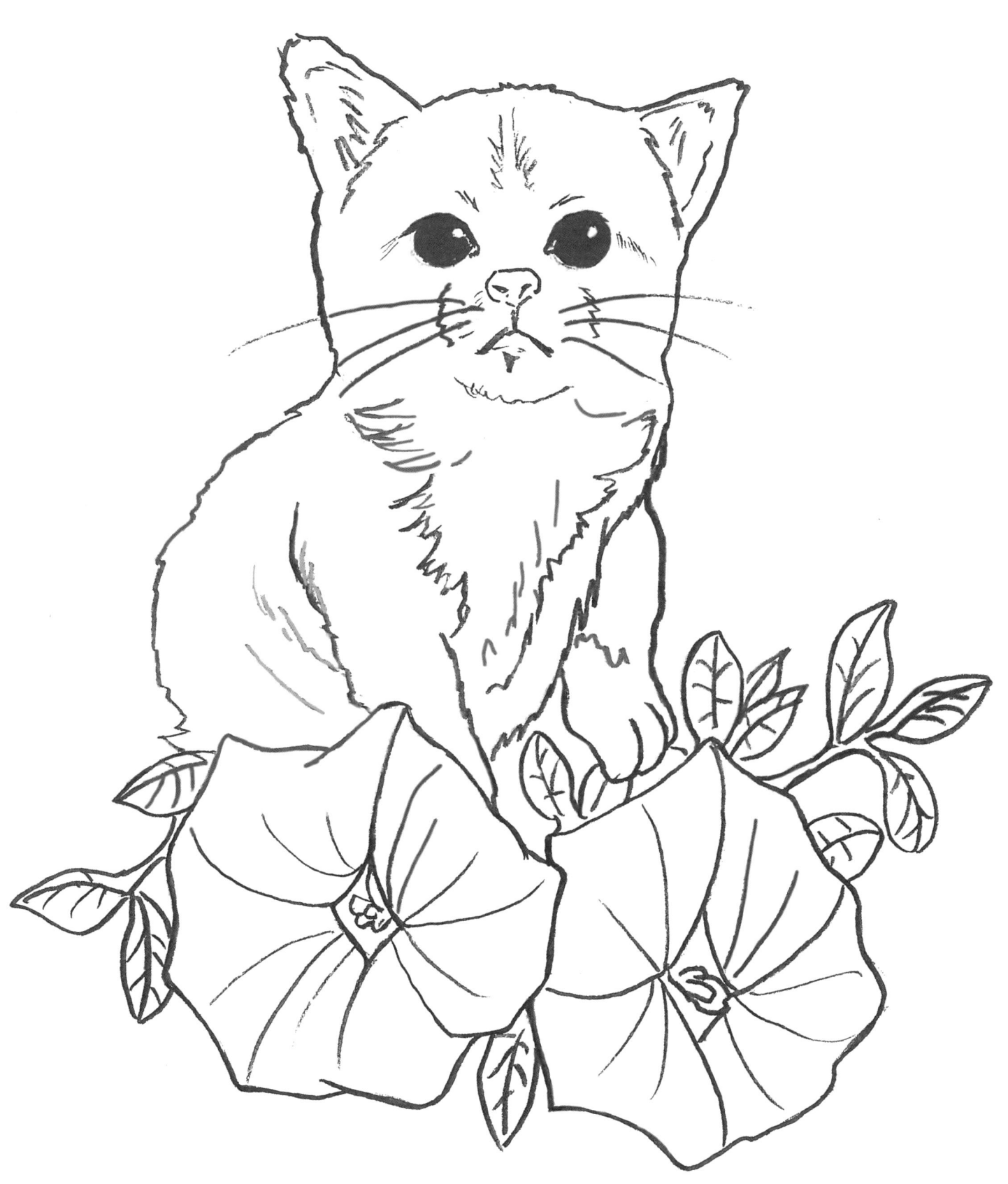

양

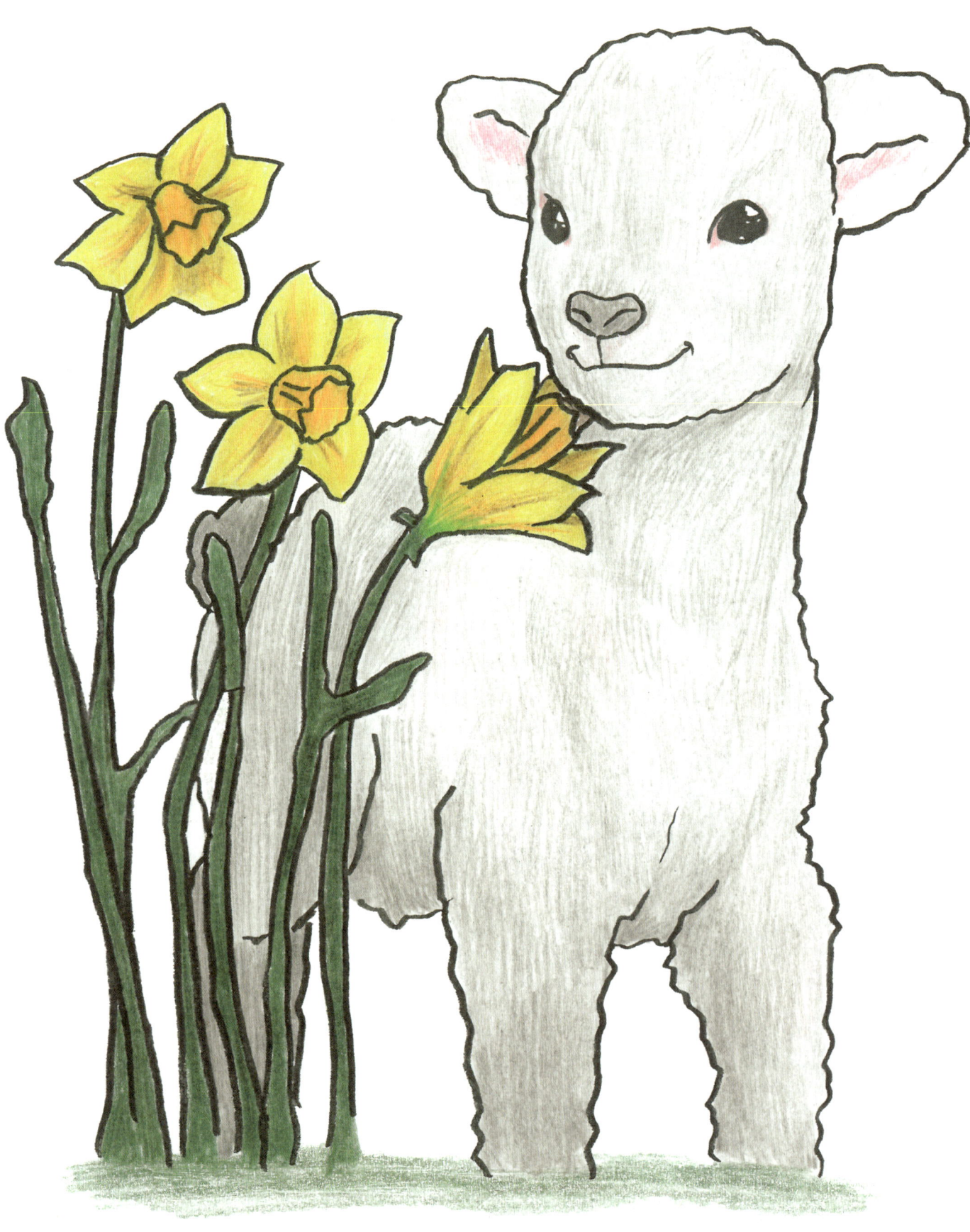

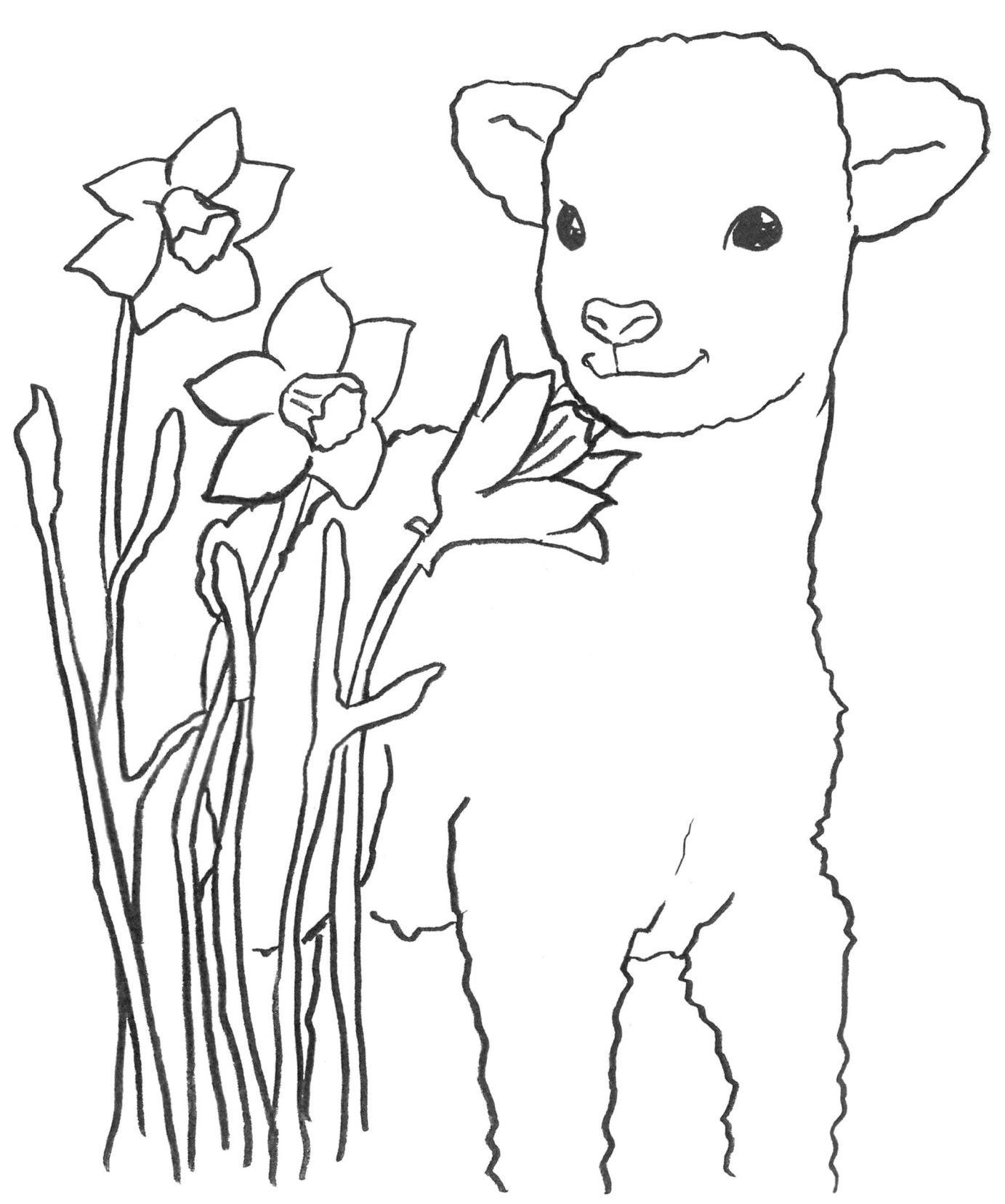

다람쥐

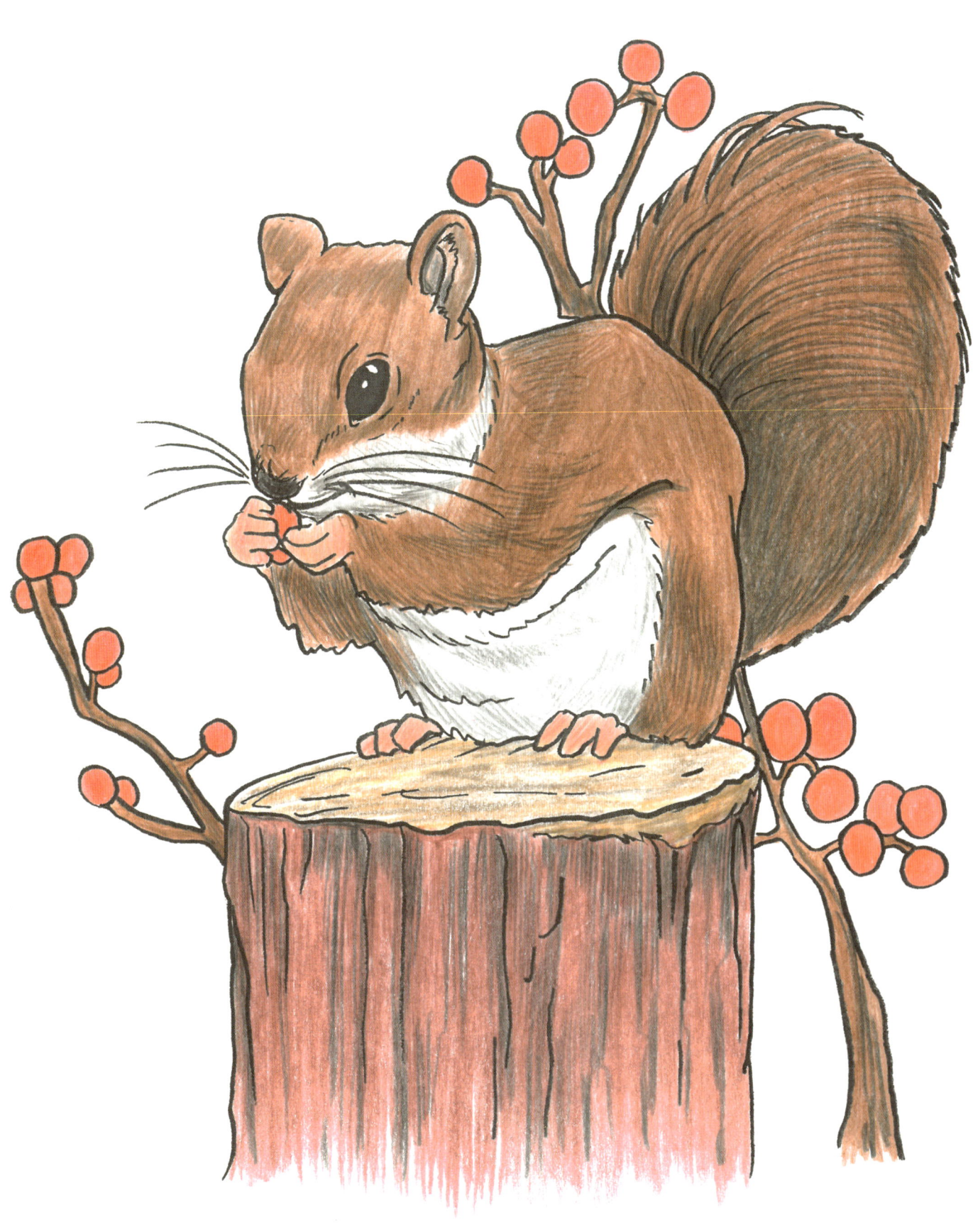

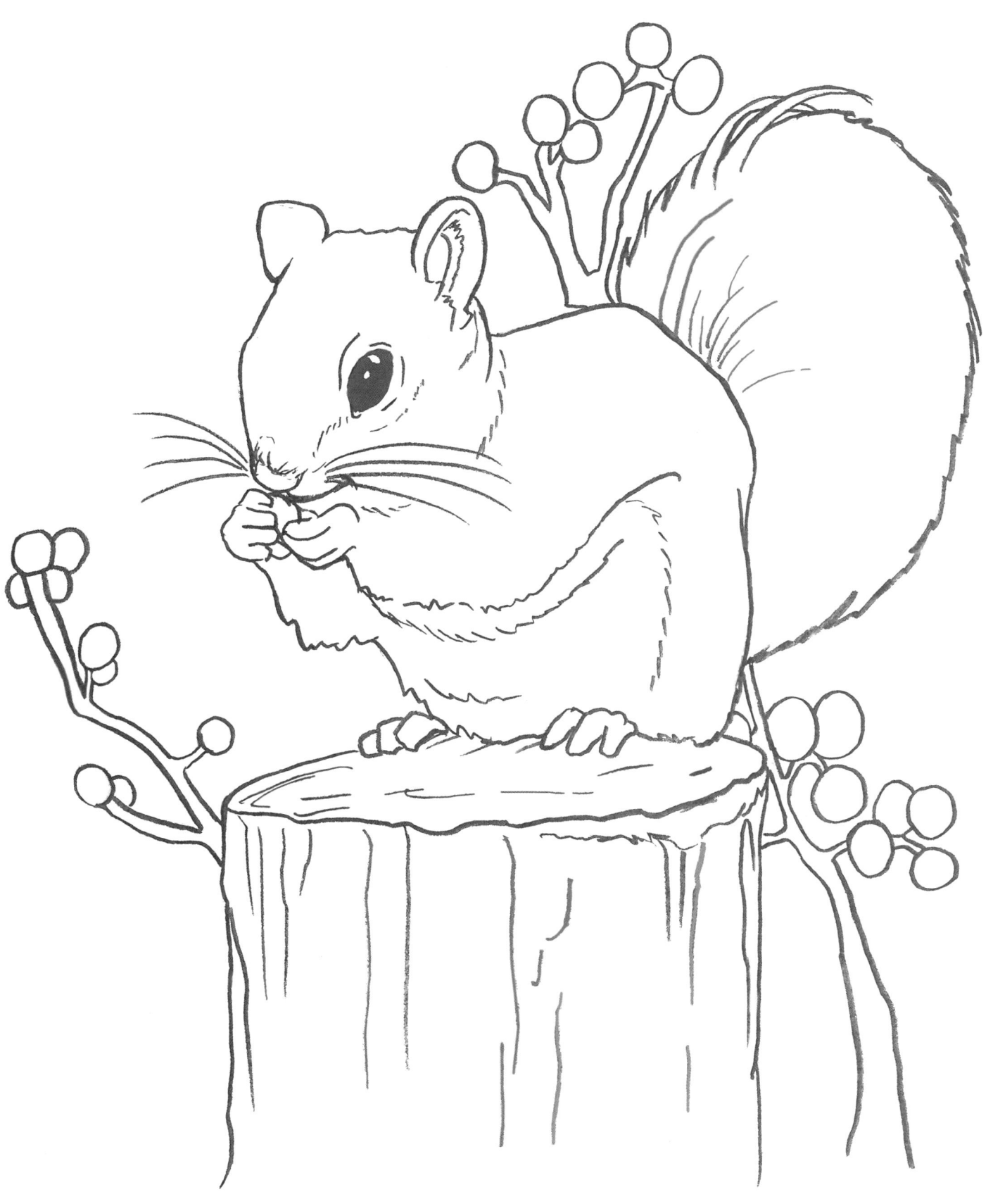

당나귀

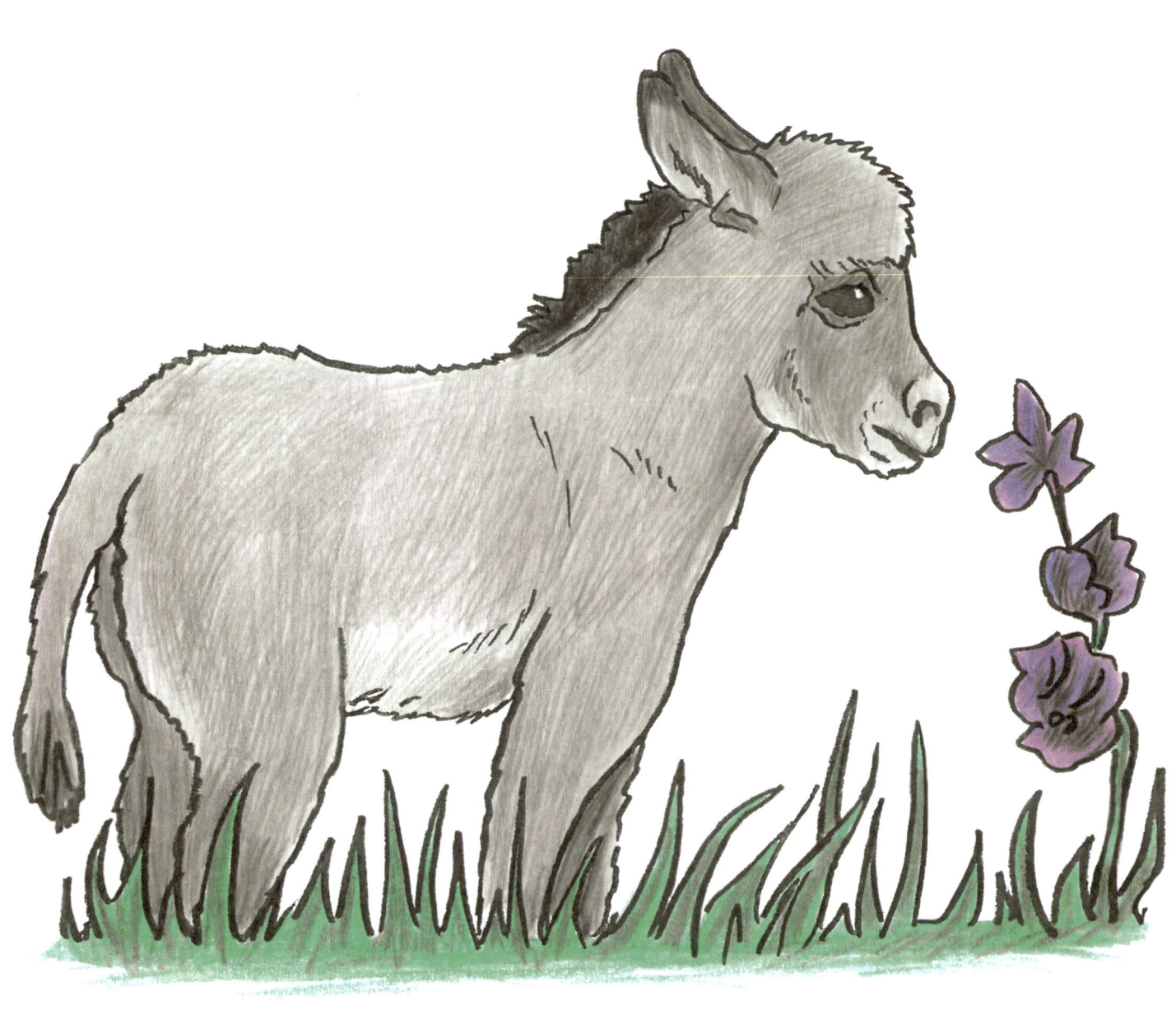

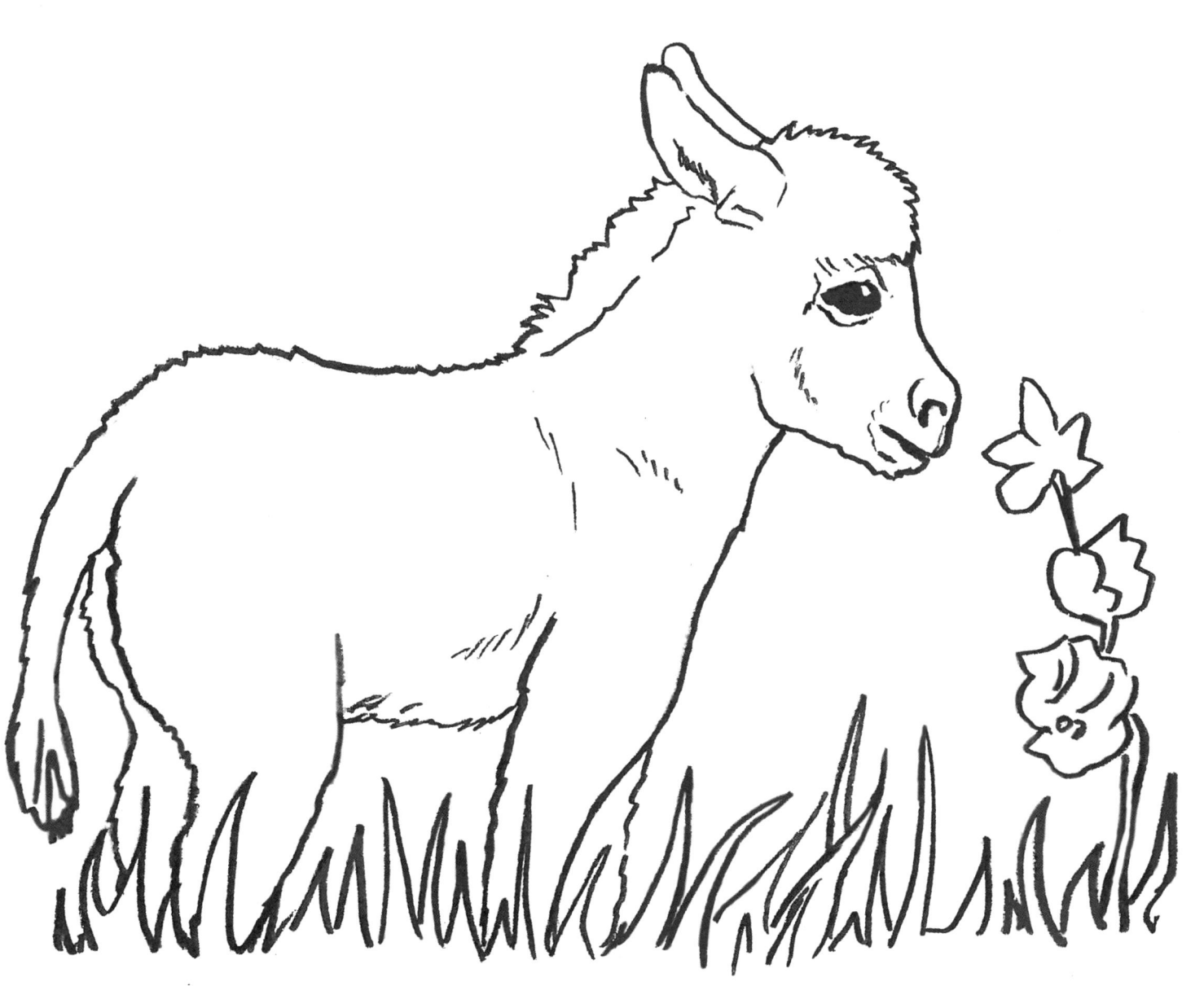

새

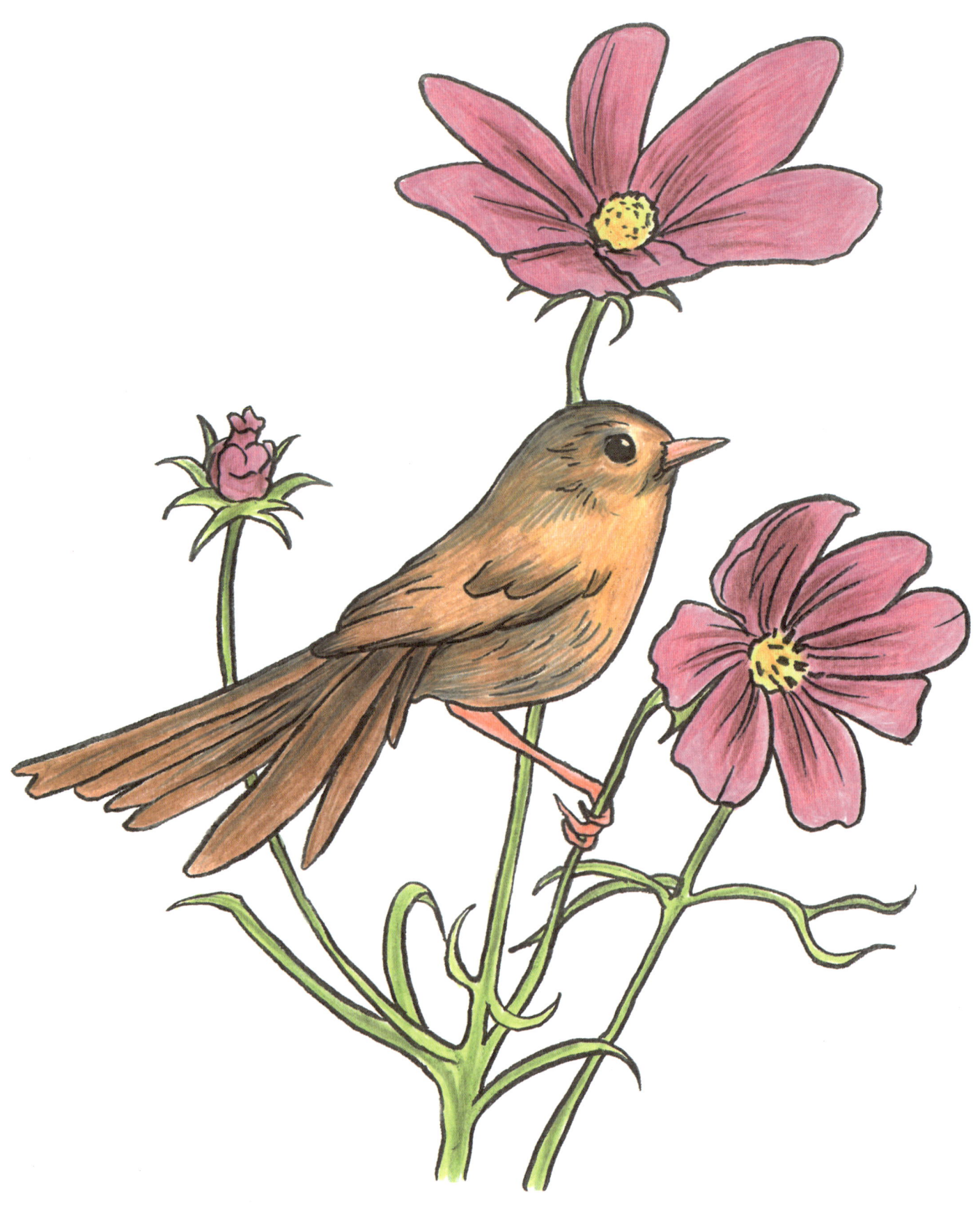

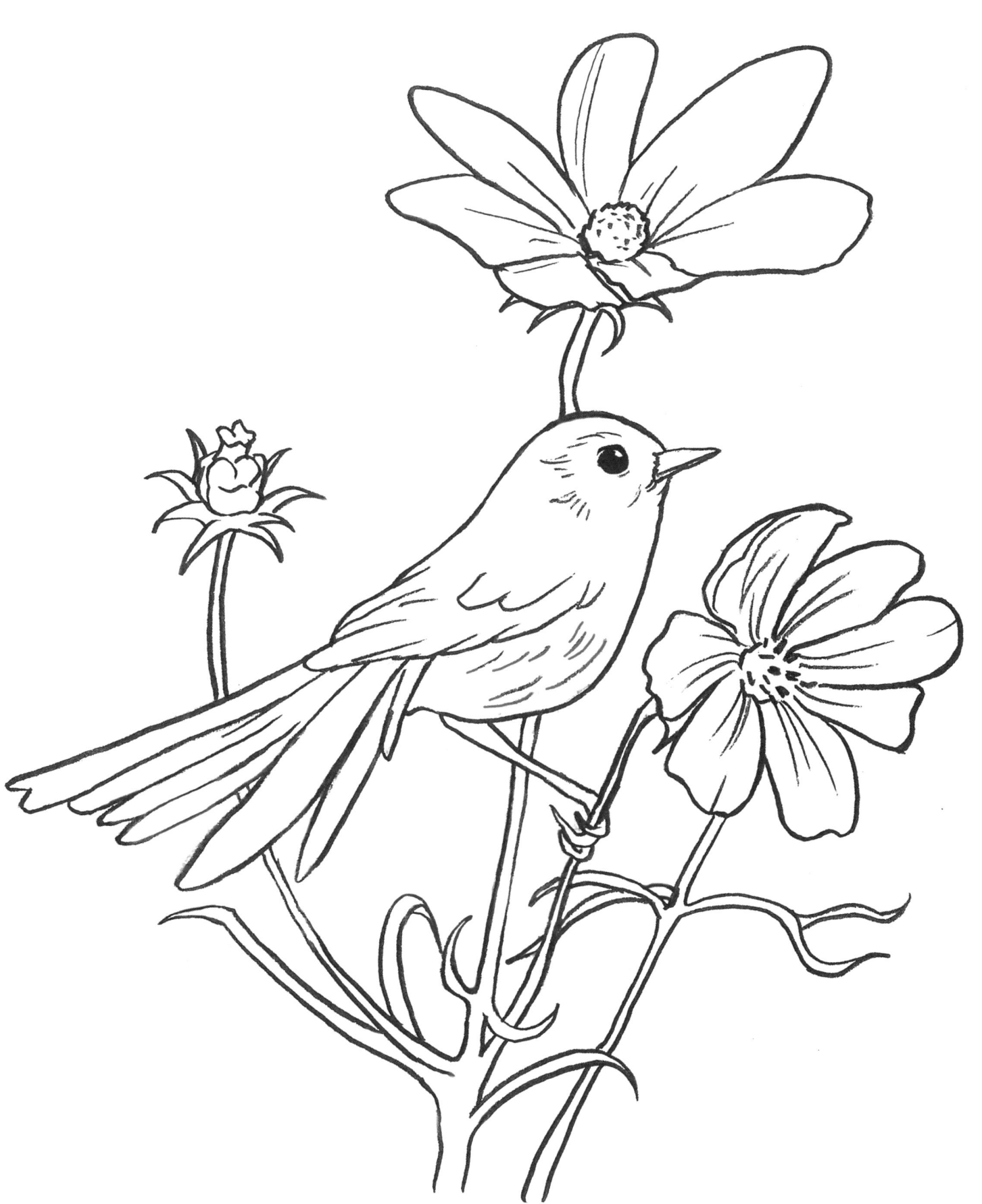

강아지

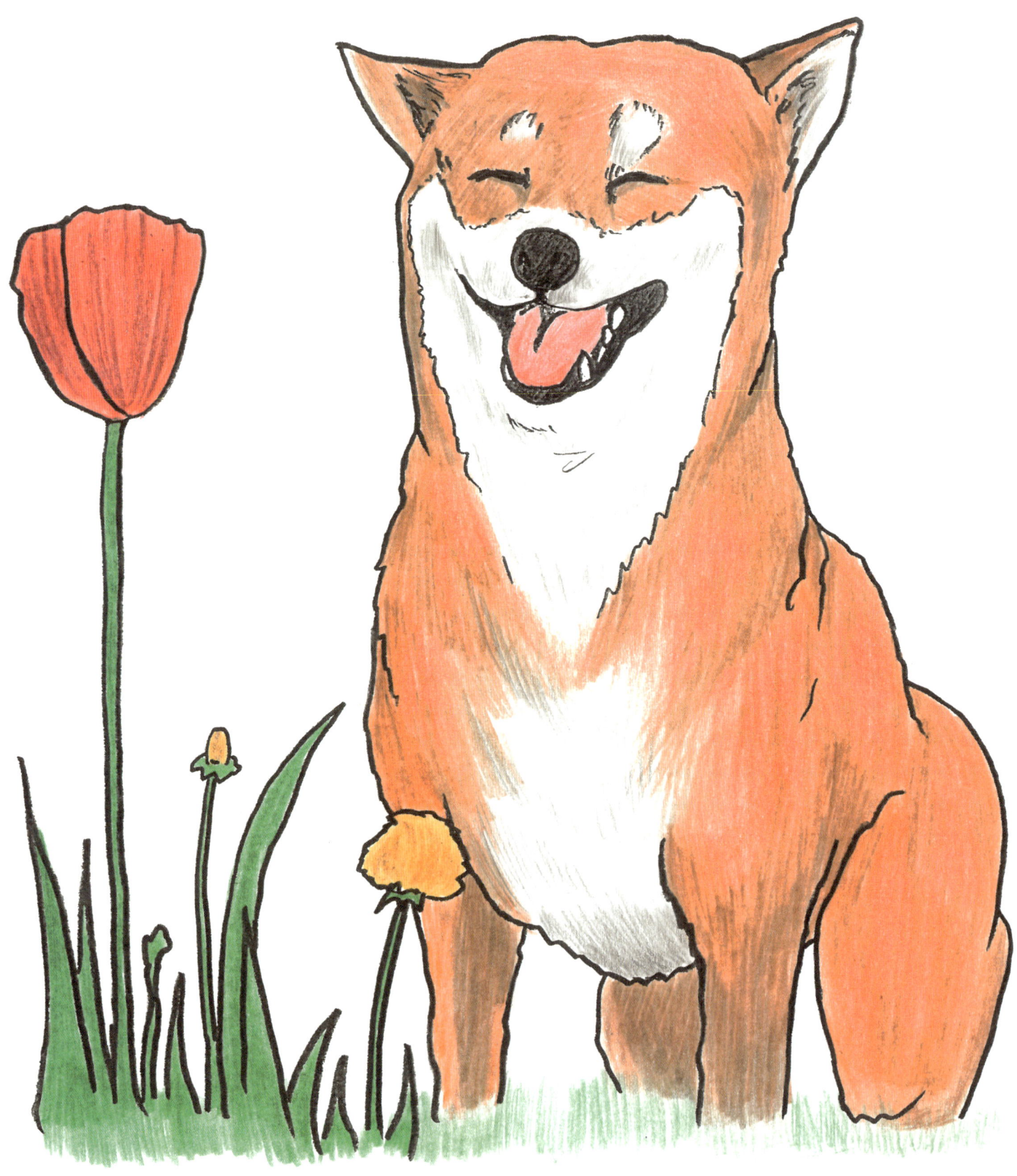

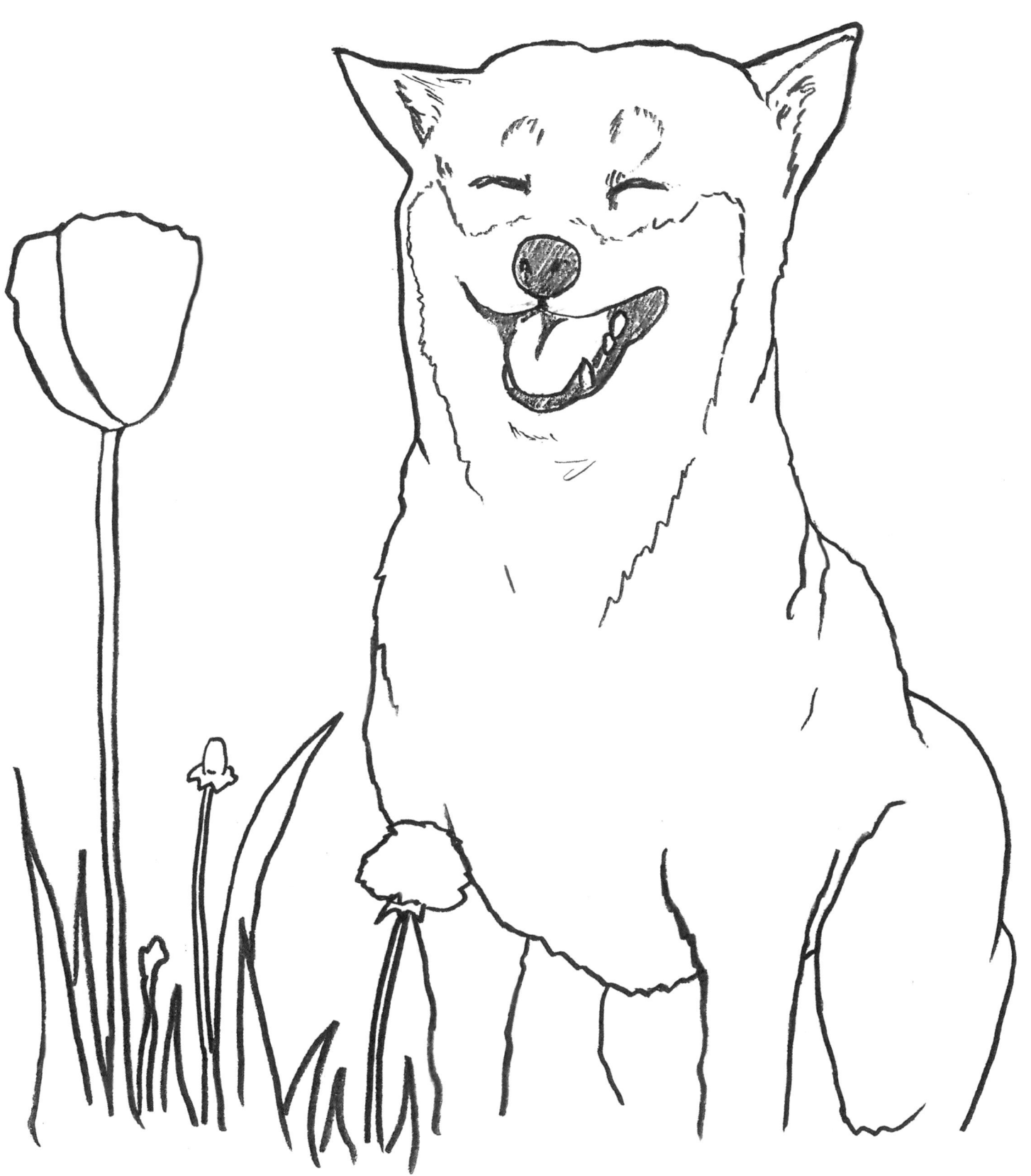

레서판다

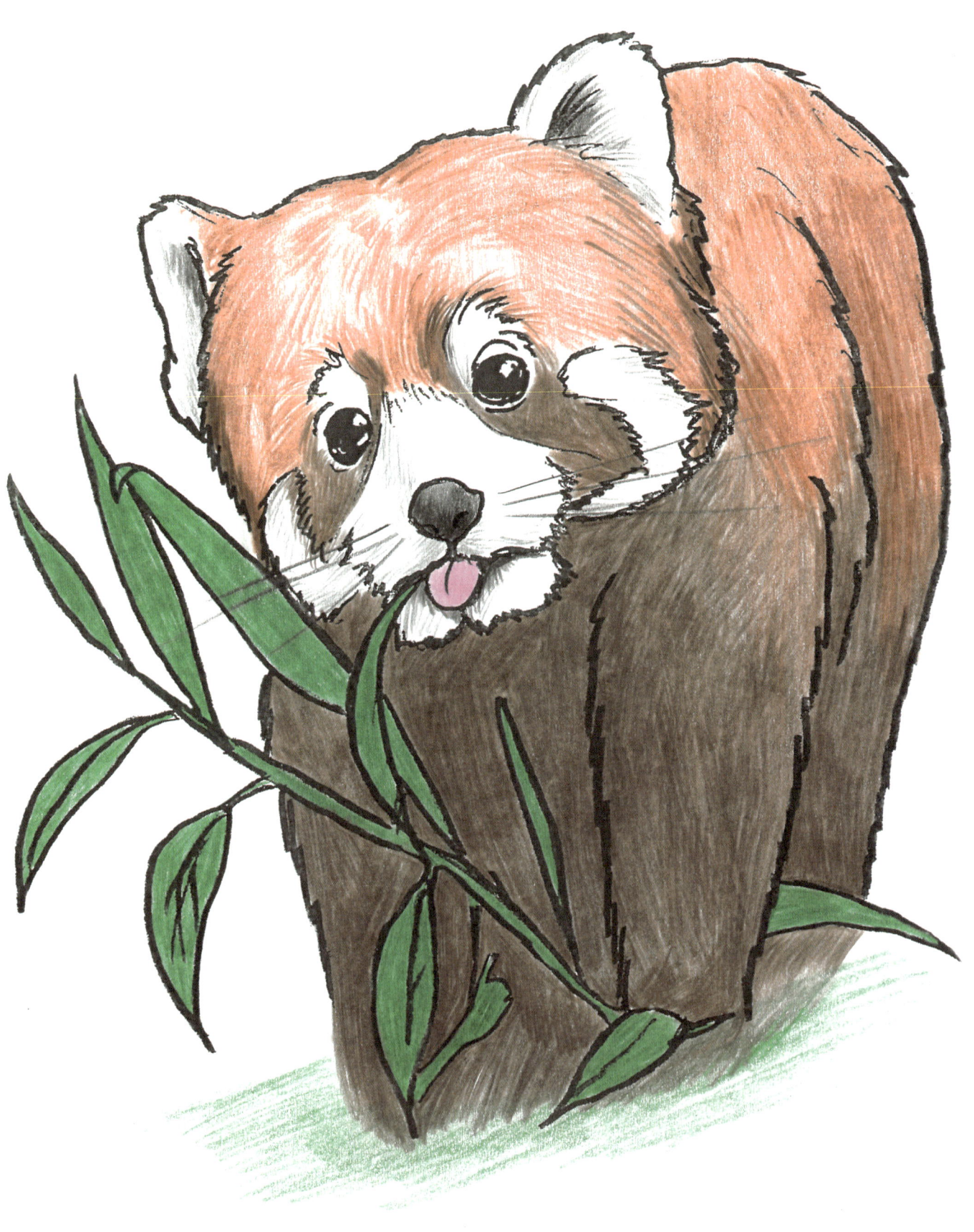

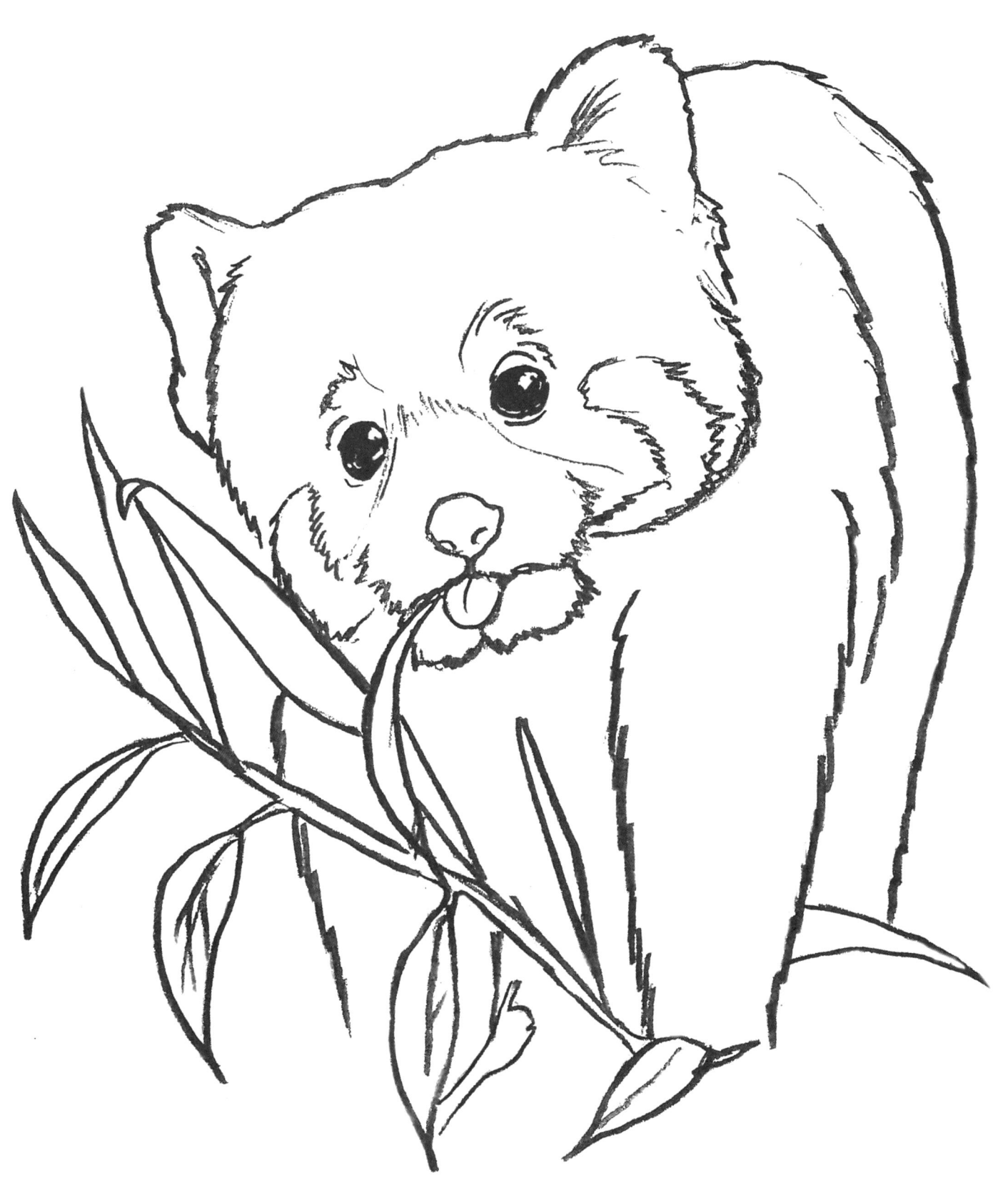

홍학

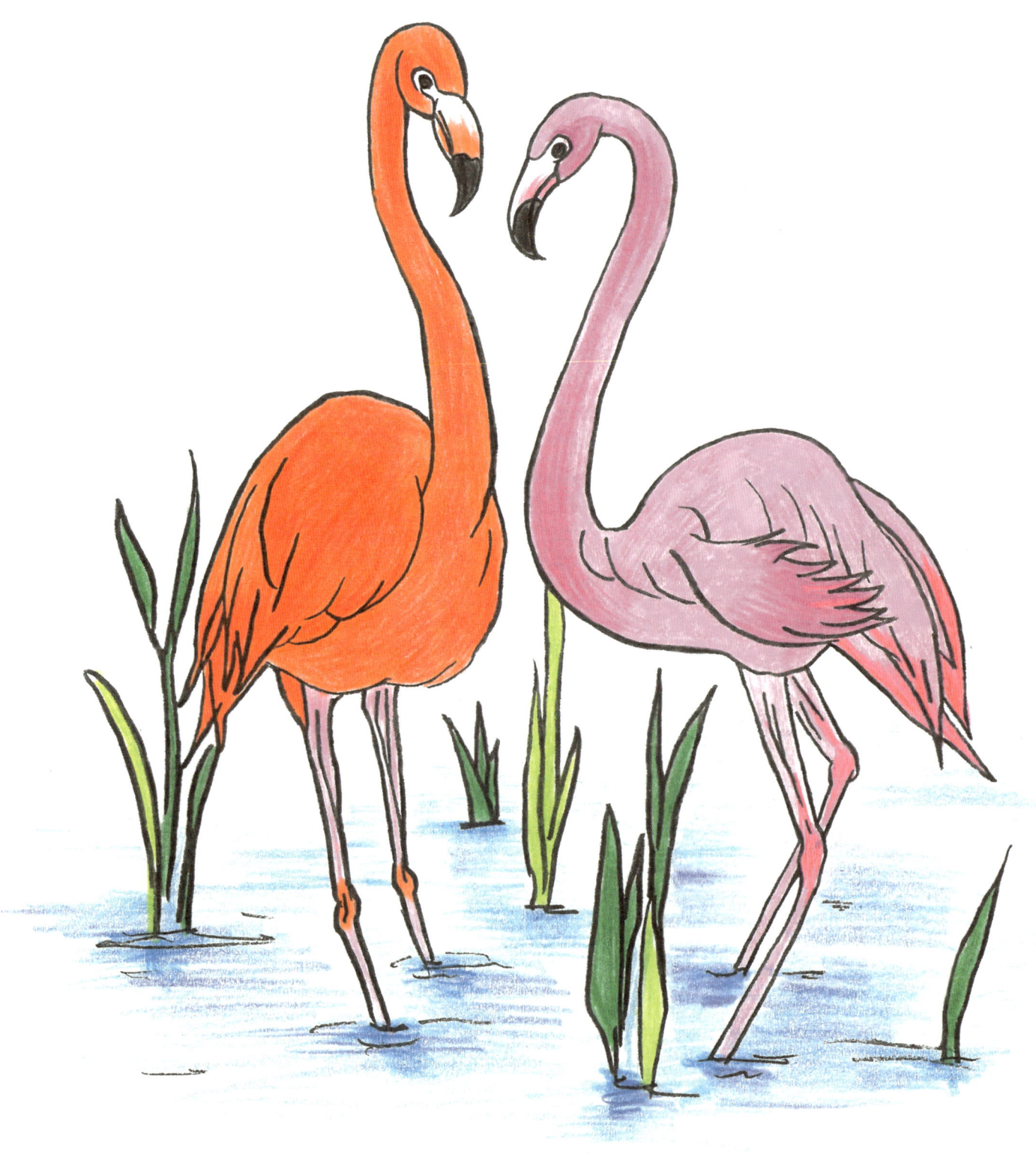

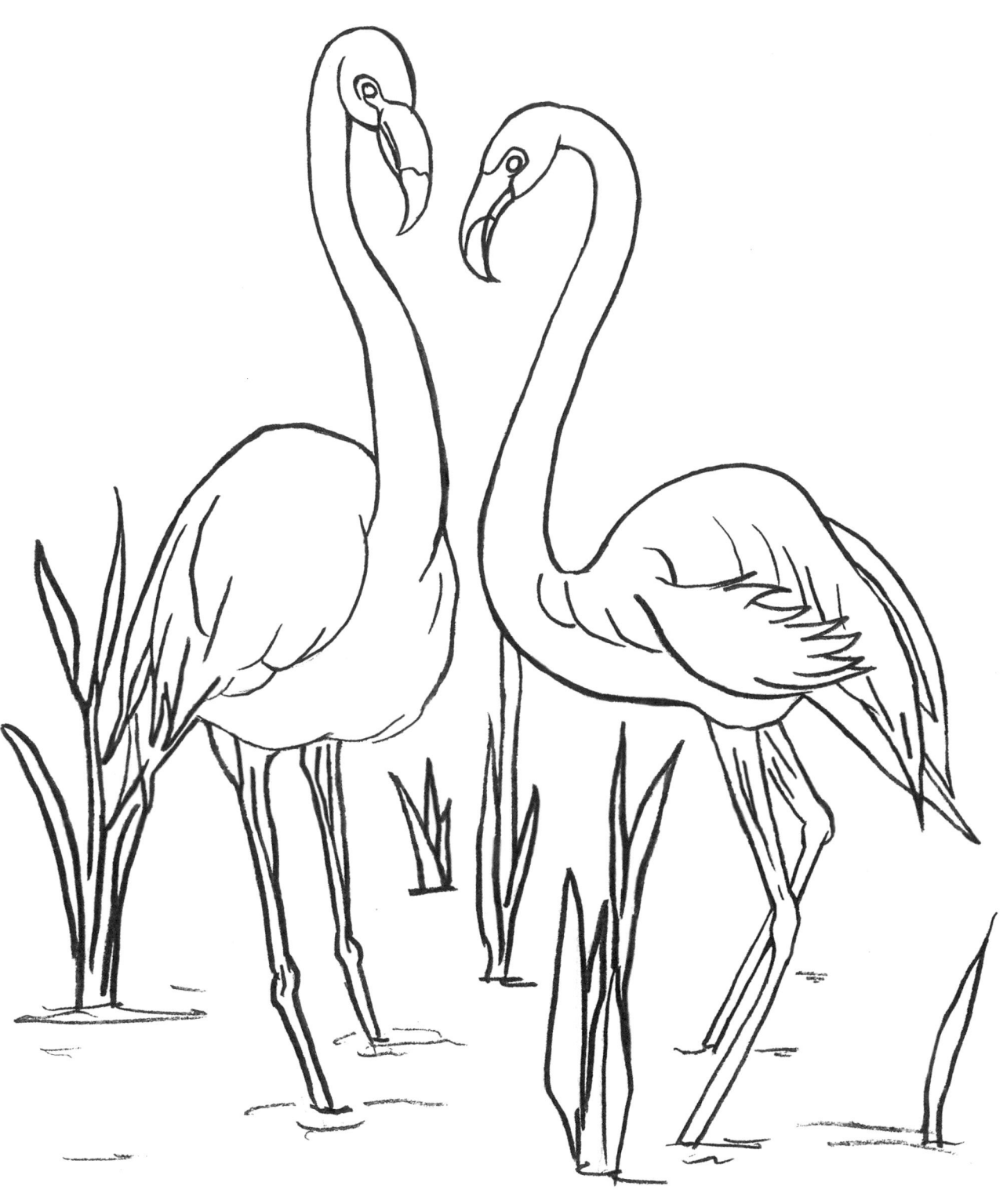

왕부리새

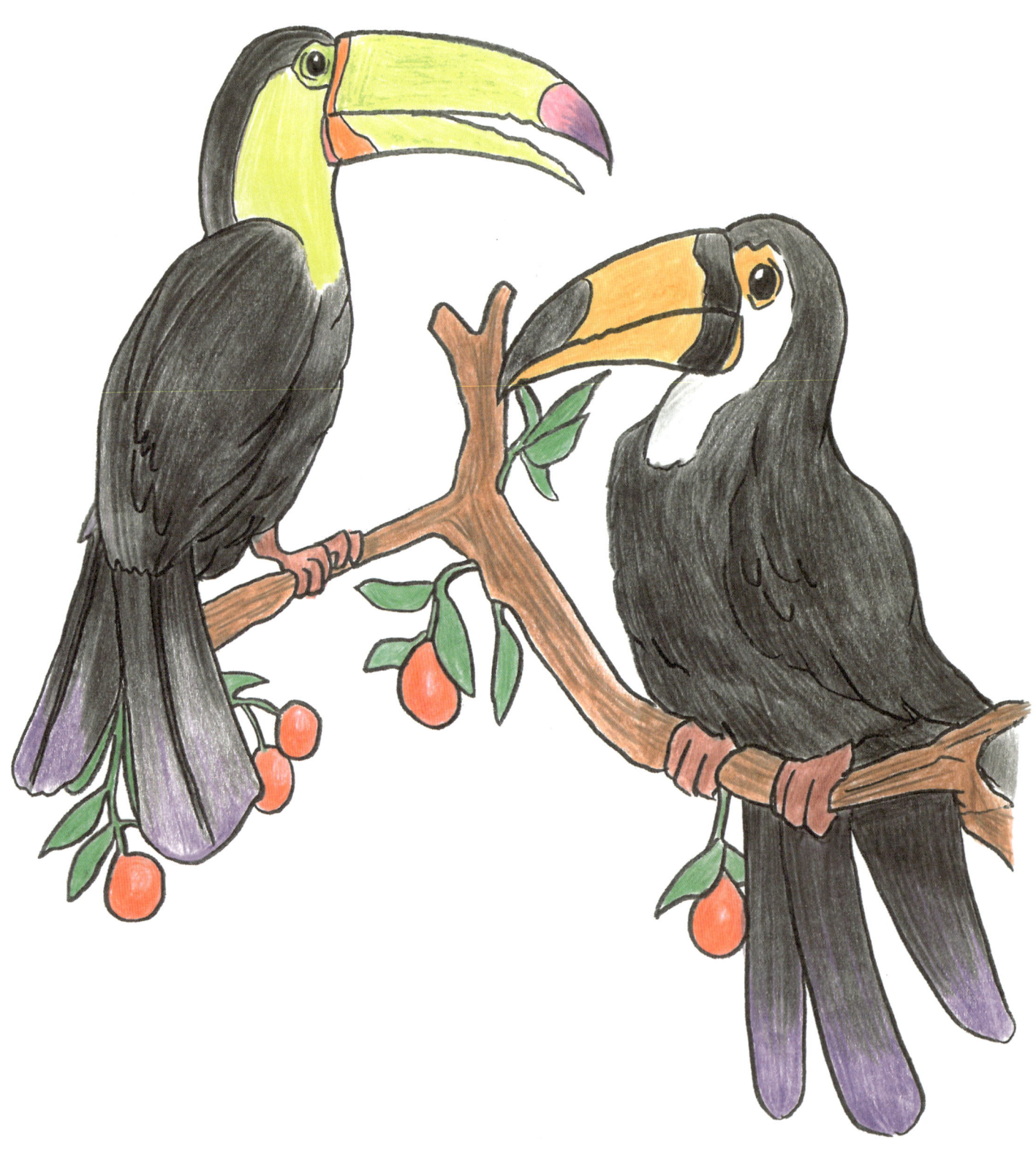

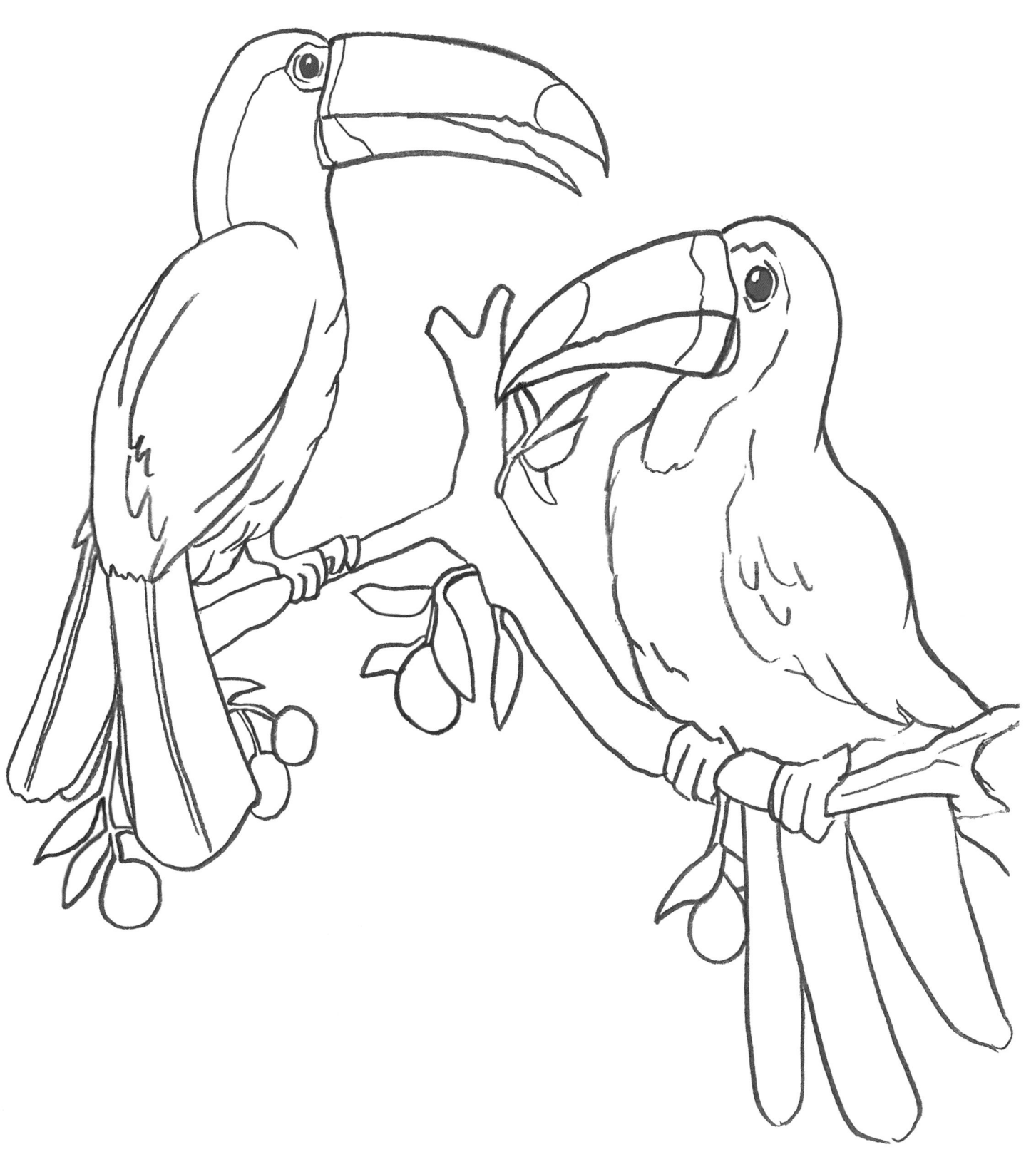

어르신 기억력 강화를 위한

색 칠 공 부
꽃과 동물

발 행 일 : 초 판 1쇄 2022년 12월 1일
　　　　　 개정판 1쇄 2024년 6월 20일

펴 낸 곳 : 지오마노아
펴 낸 이 : 박 지 호
그　　 림 : 오 선 진
출판등록 : 2022년 11월 24일
쇼 핑 몰 : https://smartstore.naver.com/zio_manoah
주　　 소 : 경기도 안양시 동안구 관양동 954-1, 평촌디지털엠파이어 B124호
전　　 화 : 070.8064.8960
ISBN : 979-11-981093-7-8

가　　 격 : 11,000원

이 책은 저작권법에 따라 보호받는 저작물이므로 무단전재와 복제를 금지하며,
이 책 내용의 전부 또는 일부를 이용하려면 반드시 지오마노아의 서면동의를 받아야 합니다.